U0295002

造血干细胞

移植前后那些事

名誉主编　刘启发　孙　竞　杨俊明

主　编　江千里

副主编　柴燕燕　吴梦晴

编　者　（以姓氏拼音为序）

冯丽萍　麦哲芬　汤懿兰　肖晓华　周紫嫣

顾　问　（以姓氏拼音为序）

陈旭坚　甘　萍　李慧文　朱　宏

人民卫生出版社

图书在版编目（CIP）数据

造血干细胞移植前后那些事 / 江千里主编 . 一北京：

人民卫生出版社，2018

ISBN 978-7-117-26322-1

Ⅰ.①造… Ⅱ.①江… Ⅲ.①造血干细胞－干细胞移

植－普及读物 Ⅳ.①R550.5-49

中国版本图书馆 CIP 数据核字（2018）第 073148 号

人卫智网　www.ipmph.com　医学教育、学术、考试、健康，购书智慧智能综合服务平台

人卫官网　www.pmph.com　人卫官方资讯发布平台

造血干细胞移植前后那些事

主　　编　江千里
出版发行　人民卫生出版社（中继线 010-59780011）
地　　址　北京市朝阳区潘家园南里 19 号
邮　　编　100021
E - mail　pmph @ pmph.com
购书热线　010-59787592　010-59787584　010-65264830

印　　刷　中国农业出版社印刷厂
经　　销　新华书店
开　　本　787×1092　1/16　　印张：14　　插页：2
字　　数　202 千字
版　　次　2018 年 10 月第 1 版　2018 年 10 月第 1 版第 1 次印刷
标准书号　ISBN 978-7-117-26322-1
定　　价　49.00 元

打击盗版举报电话：010-59787491　E-mail：WQ @ pmph.com
（凡属印装质量问题请与本社市场营销中心联系退换）

1
分钟

吸引你读下去
Hope and joy

前言

造血干细胞移植（俗称骨髓移植，以下简称移植）是唯一有望根治众多恶性肿瘤、遗传病的手段，"骨髓移植之父"——托马斯爷爷因此获得了诺贝尔医学奖（1990年）。

然而，移植却是一种非常规疗法，完全就是"置之死地而后生""打烂一个旧世界，再重建一个新世界"的大革命。你瞧，移植首先要进行超大剂量（又称致死剂量）的放、化疗"预处理"，摧毁病友体内那个有着坏细胞的、旧的造血和免疫系统，再输入好的造血干细胞，重建新的造血和免疫系统。然而，新、旧造血系统的更替约需3~4周，而新的免疫系统的建立则需1~3年——所以，绝大多数移植相关并发症和死亡就发生在这3年之内。因为移植风险很大，所以客观、准确地介绍移植是一个医生的本分，从医20年来，我们劝退移植病友绝不是个案。另外，移植技术近年来突飞猛进，逐步解决了困扰多年的供者短缺问题。

这些知识，早已能倒背如流，但以小说的方式呈现，我们却是头一回。虽然我们仅花了3个月时间就写完了本书，但之前的构思长达3年之久。这本书值得读两遍——从前向后读，是一本小说；而从后向前读，是一本医学参考书。于是我们的团队也充满创意地将本书的内容设计成休闲杂志的样式，既可以正着读，也可以倒着读，也可以顺手翻开一页读下去。

一家移植做得好的医院，综合实力必定也是一级棒的。因为移植的流程非常复杂，除了获得造血干细胞外，还需要补充各种血液成分维持病友的生命，特别是血小板，一旦缺乏，病友将处于大出血的致命危险之中！因此，要做好移植，需要紧密合作的部门非常多，治疗时间跨度非常长，是个系统工程，我们既要在战略上"藐视"一切困难，又要在战术上重视每个细节。而病友们在长达数年的治疗康复过程中如履薄冰，倘若没有亲友、医护和社会全方位、不间断的支持，想要坚持到底，几乎是难以想象的。这也是本书那么多感人故事发生的大背景。

我向托马斯老爷爷保证，书中每一个病友的故事都是真实的，主角们所做的每件事也都是完成时。为了写这本书，我们前后收集了400多个故事，通过精心筛选，环环投票，首次将60多个故事集结成文。每一个故事、每一个角色，都是医院工作中诸多真实人物的结合。

本书由病友（Patient，P）、医院工作人员（Hospital staff，S）、学生和社会爱心人士（Student/Society，S）共同完成。按照我们PHS三方共赢的信念，所有的作者都抱着极大的热忱写作，唯一的期望就是帮助那些需要帮助的人。其中，病友们为我们提供了大量感人、真实的故事情节和心理活动。其实，每个病友都和我们一样，只是暂时需要帮助的普通人而已——参与写书的病友有些康复了，有些处于康复中，还有一些已经去了没有疾痛的天堂。多少个凌晨和夜晚，想到他们，我就会停下飞速打字的双手，泪流满面。

作为医生和准医生们心中神圣的医学出版殿堂，人民卫生出版社为我们写成此书提供了大量的便利，鼓励我们勇于创新，对此我们表示感谢。南方医院血液科、南方医院、南方医科大学、中国红十字会中华骨髓库、共青团广东省委，广州市血液中心、佛山市血液中心、广东狮子会和南方血缘（BBCn）公益团队等为本书提供了切实的帮助。在此，也一并致谢！

江千里

广东省广州市京溪麒麟岗
2018 年 7 月

人物介绍

病友组

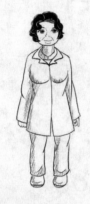

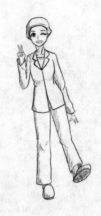

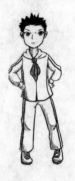

何丽芬

50岁，家庭主妇，和蔼可亲，有一个高三在读的模范生儿子。

李 涵

17岁，乐观开朗的"美少女"，乐于助人，自强不息。白血病治疗已3年，过程历经磨难，自体移植后，最后一个疗程巩固化疗中。

赵子轩

12岁，被宠坏的小男孩，排行老幺，家中有三个姐姐，调皮任性，古灵精怪。

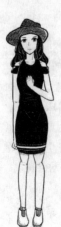

钱雯雯

22岁，即将毕业的文科女大学生，情感细腻，多才多艺。受过良好教育，前途光明，有感情很好的男朋友。

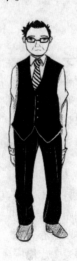

孙 诚

42岁，成功男人的典范。公司老板，风度翩翩，谈吐儒雅。家庭幸福美满，有一个优等生女儿、怀二胎待产的温柔妻子和慈祥的老母亲。

医护组

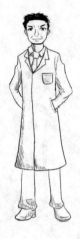

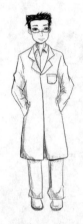

牛主任

医院血液科主任，德高望重，被年轻医生誉为"神一般的存在"。

张医生 张老师

医院血液科高年资医疗组带组医生，医术高超，学识渊博，同时负责本科生和研究生教学，有一个科研团队，还热心公益，是志愿服务队指导老师之一。

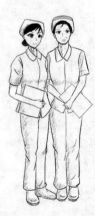

陈护士长

医院血液科护士长，外号"及时雨"，帮助病友解决难题。志愿服务队指导老师之一。

李护士 小潇姐

医院血液科护士，外号"神仙姐姐"，随和大方，体贴耐心，深受病友喜爱。志愿服务队医护分队队员。

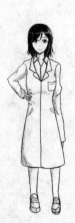

麦医生 麦师姐

大医院的小研究生，有医师执照，严谨细致，忙完临床还要做实验、写文章。志愿服务队研究生分队资深队员，美丽善良。

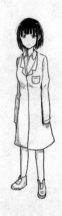

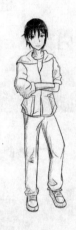

苏 伶

女，南方人。外号"伶哥"，学霸一枚，志愿服务队队员。安静沉稳，心地善良，临床医学专业学生，理想是做一名好医生。

宋旭尧

男，北方人。外号"送需要"，学渣一枚，志愿服务队队员。才思敏捷，叛逆随性。热心公益，工科生，但自幼对医学有浓厚的兴趣，平时会来医学院蹭课，因此认识苏伶。因为参加大学生创新创业课题的需要，来医院社会实践。

血缘志愿服务队

一支医务专业志愿者团队，最初因一份救命的血小板而结缘。

团队的口号是"专业·创造·共赢"，在病友—医院—学生/社会（Patient-Hospital-Student/Society，PHS）共赢创新模式下，既通过协助献血、献干细胞、器官捐献、导医导诊和健康宣教等帮助病友，也通过参与医教研等工作帮助医务人员提升医疗质量，并以创新的模式实现团队自我造血和个人成长。

服务队拥有专业的知识、完善的结构和科学的管理制度，服务于大众生活，默默耕耘，砥砺前行，尚德济世，从学生社团出发一路发展为社会公益组织，在改善医患关系和就医体验等方面做出了有益的探索。

背景介绍

医院布局图

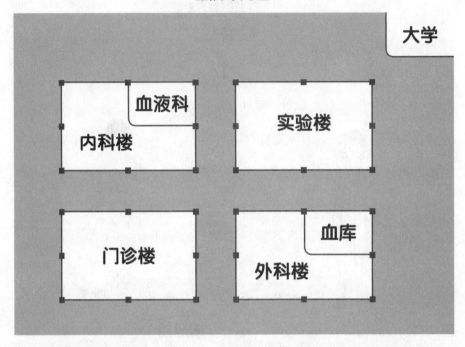

病房布局图

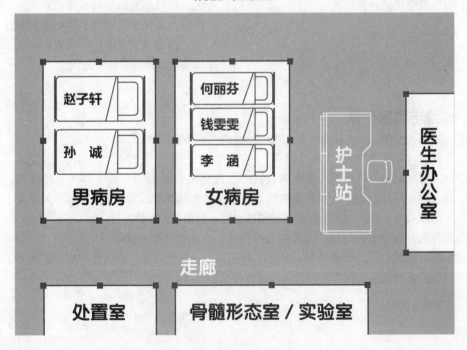

移植舱布局图

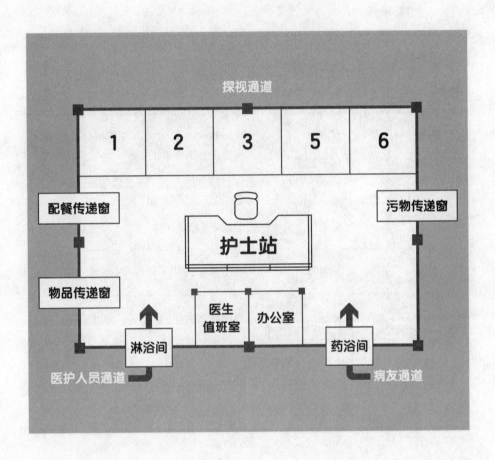

张医生某一周工作安排表

时间段 星期	上午	下午	晚上
一	门诊	病房	志愿服务队会议
二	病房	病房	研究生和科研讨论
三	病房	疑难病例会诊讨论	科研实验
四	本科教学	病房	学术沙龙
五	病房	省市学术会议	锻炼休息
六	学术活动		
日	陪家人		

目录

— 第一周 —

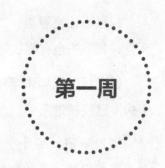
第**1**天

2018 年 1 月 9 日　星期二

天气：小雨

白血病如何诊断

白血病是什么

今天是见习的第一天，我和旭尧一起跟着张老师（张医生）出门诊。

8 点刚开诊，就进来一个女生，20 来岁，皮肤白皙，飘逸的长发，大大的眼睛，只是看上去有点虚弱。她紧紧拽着旁边陪同的男生，两人的神情都很不安。张老师接过她的病历资料，问了病情，接着又给她做了详细的体格检查，然后一脸严肃地说："你需要住院，下午做骨穿。"

我瞄了一眼张老师打出的电子病历："钱雯雯，22 岁，诊断：高白细胞查因？"

"骨穿？一定要做吗？"女生紧张的声音中带着一丝抗拒。

张老师肯定地说："对！一定！"女生低下头，脸色更显苍白了。

我忍不住宽慰道："别怕！这里的医生很有经验，做骨穿不痛的！而且，我下午也在呢。"她看着我，似乎放松了一些，笑了笑。

她走后，我问张老师："您怀疑她什么病？"张老师刚想说，下一个病友已经挤进来了。

临近下班，一个男生匆匆忙忙地跑进诊室，正是钱雯雯的男朋友。看着男孩一脸的焦急和担忧，张老师犹豫了一下，还是说道："我知道你想问什么。她有贫血、出血、发热、胸骨压痛以及肝、脾、淋巴结肿大的情况，我怀疑是白血病。当然，在骨穿结果没有出来之前，还不能下定论。"

"白血病？那不就是血癌吗？那……那她能治好吗？医生，求求您一定要救救她！"男孩激动起来，哀求地看着张老师。

"总体而言，白血病并不好治！虽然现在白血病的治愈率相当高，但结果还是因人而异的。白血病分为很多亚型，有些仅仅化疗就能治愈，比如急性早幼粒细胞白血病（M3）和儿童急性淋巴细胞白血病，在治疗 M3 的过程中，我国的传统医学发挥了巨大的作用，'以毒攻毒'，砒霜和雄黄有明显疗效；有些甚至口服特效药物就能治愈，比如慢性粒细胞白血病。这三类白血病如果规范治疗，治愈率甚至高达 80% ~ 90%。但是那些恶性程度高的白血病，常规治疗的长期存活率很低，单用中医也是不行的，需要做造血干细胞移植（俗称骨髓移植）才有可能治愈。"

专家点评

白血病俗称血癌，是由造血干细胞发生恶变导致的肿瘤。造血干细胞是人体所有血细胞（红细胞、白细胞、血小板）的祖先。恶变的造血干细胞几乎长得一模一样，大量聚集在白血病病友的骨髓等造血组织中，导致肝脏、脾脏和淋巴结肿大；同时会导致血细胞数量下降，抑制正常的造血功能，并出现相应的临床症状：红细胞减少表现为贫血；白细胞异常表现为感染／发热；血小板减少则表现为出血。白血病是可以根治的，得了白血病必须尽快接受正规治疗。

医生是如何查房的

下午，我们跟着张老师去查房。

张老师告诉我们："你们知道医疗是什么？就是解决问题。那医生呢？医生就是帮病友解决问题、照护生命的人。为了更好地观察病友的病情变化，临床的一线医生每天至少该查房四次（上、下午各两次），如果可能的话，晚上还应该再查一次。"

看到我们过来，钱雯雯激动地问："医生，医生，我发现我的情况跟《蓝色生死恋》里的女主角很像，经常头晕，还流鼻血。我，我不会也得了白血病吧？"她一脸紧张，期盼地望着张老师。她男朋友则在旁边安慰道："雯雯，还没做检查呢，别多想了！"眼里满是疼惜。

"可能性有 50% 吧。"雯雯愣了一下。"是或不是，"张老师顿了下，接着说，"别着急，做完骨穿就知道了。"

"你别瞎担心啦！"这时，同病房的一个女生灿烂地笑着，安慰道："也没那么多人会得白血病的。而且，就算得了，也不可怕！你看我，已经做完最后一次化疗，等细胞长起来就彻底治好了。是不？张医生！"她好看的笑容仿佛能够照亮整间病房，只一眼，我就喜欢上这个女孩了。

"是啊！李涵，三年了，这次出院后你就再也不用住院啦！会不会想我们啊？现在感觉怎么样？"张老师笑着问。我第一次发现张老师笑起来也很可爱，像"大白"一样温暖。

"当然会想啊！现在稍微有点累，不过想到很快就可以出院了，我就感觉浑身都充满了

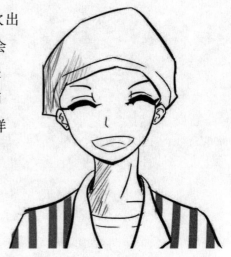

李涵笑得青春无敌

力量！"她的笑容更灿烂了。

"你的血小板有点低，不过这几天你能输得上血小板就行。根据经验，输完这个血小板，你的血细胞应该可以长起来了。这几年的辛苦没有白费，终于要功德圆满了。"

"谢谢张医生！"李涵的笑青春无敌！

诊断白血病一定要做骨穿吗

张老师告诉我们："你们记住，诊断任何疾病，无非是病史＋体检＋实验室检查这三条，顺序可以变，但关键信息绝不能少。而骨穿和骨髓涂片是诊断白血病的关键。"

做骨穿、腰穿等操作时，家属是不允许在旁边陪伴的，所以钱雯雯在做骨穿时，她的男朋友只能在处置室外焦急地等待。这样一个柔弱的女孩，此时一定很需要有人陪吧！

她瘦弱的肩头瑟瑟发抖，轻声问："我……我可以抓着你的手吗？"我微笑着伸出了手。她闭紧了眼，像抓救命稻草一样紧紧地抓住了我的手——她的手十分柔软，凉凉的，让人禁不住想去保护她。

"别怕！打了麻药，不痛的！"我轻轻拍着她的肩。

五分钟后，雯雯依然双眼紧闭，睫毛微颤。我将她散乱的头发捋到一边，告诉她骨穿已经结束了。"看，我没骗你吧？不痛吧？"我轻笑。雯雯迟疑地说："真的吗？这么快就做完了吗？我都没感觉呢。原来，骨穿真的不痛啊！谢谢你，小医生。"在确认骨穿真的已经结束后，雯雯才长长地舒了一口气。我才发现，被人叫作"医生"——虽然还只是个"小医生"——的感觉，还真挺不错的！

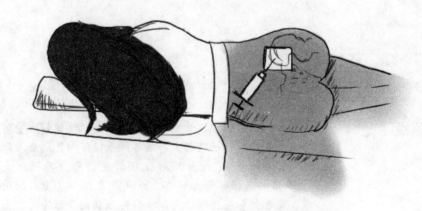

骨穿示意图

我调侃道："不痛，那你刚才抖得那么厉害干什么？"

"我，我只是害怕。"雯雯低下头有些不好意思。

我扶着雯雯刚走出处置室，她男朋友就急急忙忙跑过来搀住她，上下左右转着圈边看边问："好了？好了吗？雯雯，你痛吗？还能走路吗？要不要我背你回去。"说着，他立刻就半蹲在了雯雯面前，因为紧张，这个身高一米八二的"大高个"也显得有些小孩子气。

"没事啦，不痛的，还好有小医生在旁边陪我。我们先回病房吧。"

望着他俩相偕离去的背影，转念一想到她的病，再想到雯雯是那么乖巧可爱，我不由地叹了口气。

回到处置室，张老师正拿起刚做完的骨髓涂片，对着光线看了看，淡淡地说道："恐怕真是个白血病。"转身就走了。

我和旭尧呆在那里——骨髓片不用染色，光凭肉眼，就能诊断白血病？这也太神了吧？

专家点评　在白血病的诊断中，骨髓穿刺非常重要，这就好比警察办案，先要抓到嫌疑犯，再用各种手段仔细鉴别后才能进行审判——骨髓涂片后往往需要染色，再用放大1000倍的显微镜仔细观察，近年来又综合了流式细胞术、染色体和基因等检查。少数白血病的骨髓涂片，由于细胞特别多，即使不染色，肉眼观察也有特征。

白血病病友为什么要进行腰椎穿刺

临近下班时，旭尧悄悄问我："嗨！你知道大名鼎鼎的轩轩吗？——就是那个特奇葩的小男孩！你知道下午他去干什么了吗？去做腰椎穿刺了！"

"腰椎穿刺有什么稀奇的？"我头都没抬，"不是每位白血病都要做腰穿，鉴定他有没有中枢神经系统白血病的吗？"

"可他去了手术室啊！为了做腰穿，用了全身麻醉！光是麻醉费据说就要一万块呢！"

"啥？腰穿不是很简单吗？就算是儿科的小朋友都很配合啊，他已经12岁了，怎么这么奇葩！你快跟我讲讲。"此时我一定像极了漫画里那只好奇心爆棚的猫，把眼睛瞪得大大圆圆的（声明一下，我眼睛除了有一点点近视，还是挺美的！），闪烁着求知的目光。旭尧露出了一副"拿你没办法"的表情，开始散布他的小道消息。

"儿童得的白血病一般都是急性淋巴细胞性白血病（ALL）吧，那个小男孩叫赵子轩，得了费城染色体阳性的ALL（Ph+ALL），这是一种预后非常差的白血病。轩轩家里不差钱。但因为轩轩是几代单传，有三个姐姐，所以家里宠得不行，都12岁了，还是一点也不懂事。腰穿的重要性他虽然知道，但就是不配合。因为这孩子平时只怕他爸爸，昨天他爸跟医生软磨硬泡了好久，才被特许腰穿时留在孩子身边——他爸觉得，只要自己软硬兼施，就一定能让轩轩做成腰穿。结果刚消完毒，轩轩就变卦了，威逼利诱全不吃，他爸急得都快给他下跪了。你想想这画风——一边是医生戴了全套无菌装备，消了毒，铺了洞巾，手里拿着腰穿针；一边是他爸在大声责骂，他儿子哭得跟杀猪似的，整个病房里凡是能走的、能动的全飘过来看热闹了。这还怎么做腰穿啊……最后，只好推到手术室全身麻醉喽！一针下去，整个世界安静了，不一会就做完了。哎呀妈呀，一万块啊！就这样一下子没了！我也是醉了！"旭尧捂着肚子差点笑岔了气，"我说，他非要这样做腰穿不可吗？"

"非做不可！"不知何时，张老师进来了，一脸怒气地看着我们，"什么都不懂！穿着白大褂！居然还敢在这里嘲笑病友？"

"对不起，张老师。我们错了，以后再也不会了。"我赶忙认错，"我知道，白血病特别是儿童急淋白血病，很容易发生中枢神经系统转移，而且一般的化疗药物无法进入中枢系统，从而使中枢神经系统成为白血病细胞的'庇护所'。虽然全身化疗效果不错，但在没有腰穿的早期研究中，几乎所有儿童白血病病友都死于中枢神经系统的白血病复发。后来发明了腰穿＋鞘内注射化疗药物，就极大地降低了白血病的死亡率。所以，白血病病友一定要做腰穿！"我像竹筒倒豆子一样，把自己知道的全讲出来了。

张老师脸色缓和了些，点了下头就不见了，留下我和一脸彷徨与惊讶的旭尧面面相觑。当然，这家伙脸上还有对我的极度崇拜！

"哇塞，你太牛了。从哪学的这些？""《癌症传》。"

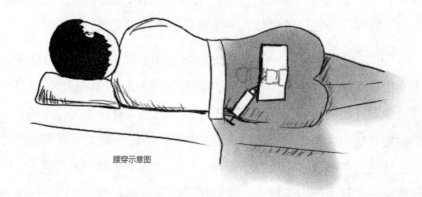

腰穿示意图

专家点评　　人体中，有一些保护重要器官的天然组织屏障，绝大部分药物和毒物都难以通过此类屏障，比如血脑屏障、血－睾丸屏障和血－卵巢屏障等。因此，中枢神经系统（脑和脊髓）、睾丸和卵巢都是白血病容易复发的部位，治疗中需要特别"关照"。

白血病病友进行腰穿的必要性在于：

（1）诊断：通过腰穿进行脑脊液检查，以明确有无合并中枢神经系统白血病。

（2）治疗：腰穿并鞘内注射甲氨蝶呤、阿糖胞苷等化疗药物，使得进入中枢神经系统的白血病细胞被有效杀伤，可以有效防治中枢神经系统白血病的发生或复发。

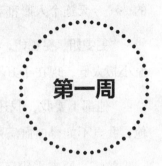

第 **2** 天

2018 年 1 月 10 日　星期三

天气: 小雨

得了白血病怎么办（心理调节 1: 初发病时）

爱会战胜恐惧

一大早, 旭尧和我都不约而同地跑去骨髓形态室, 向实验室老师询问雯雯的骨穿结果。不幸的是, 雯雯确实是白血病。想到她知道结果后的情形, 我难受极了。

刚走出骨髓形态室, 就听到了雯雯的哭声, 难道她已经知道病情了吗? 我三步并作两步走进病房, 看见雯雯正抱着李涵号啕大哭, 脸上全是泪水, 长长的秀发乱七八糟地粘在上面。

我默默走近, 不知该说点什么。

"这个浑蛋，他不要我了，昨天还说要永远陪着我，海枯石烂的……今天连个人影都看不见了，他肯定是不要我了！"

"雯雯姐，雯雯姐，你别太激动，不能再哭了。"李涵连声劝道，"你血小板太低，现在千万不能激动，不然很容易大出血的。你冷静点！"

"他都不要我，我还活着干什么？人不见了，电话也打不通！没了他，我真不如得白血病死了算了！"

敢情，原来雯雯还不知道自己的病情，伤心绝望只是因为男朋友的不辞而别——难道世界上还有比得了白血病更可怕的事情吗？旭尧脸上露出一副不可思议、难以理解的表情。

唉，他哪知道，对热恋中的女孩子来说，爱就是一切！

我走上前，和李涵一起抱住雯雯的肩，什么也没说……

许久，等她冷静下来，李涵才开始缓慢而温柔地述说自己的经历——从刚知道病情时的不敢置信、医护人员的安抚、亲友的支持，到化疗时的窘事、几次徘徊在鬼门关的经历，还有每次出院时的激动。总之，李涵觉得，生病就像一场旅行。这段不平凡的经历让她成长，让她更加强大。她说："雯雯姐啊，我好羡慕你！我还没上过大学、没谈过恋爱呢！在校园里来一场轰轰烈烈的恋爱多美啊。我相信大哥一定是忘带手机出门了，或者——或者手机被偷了？"

"你确定？"李涵的话语和笑容感染了雯雯，我们三个瞬间也成了亲密的好朋友，一起聊起未来，聊起那些想去还没去的地方、那些想做还没做的事情，忘了时间……

临近中午，雯雯的男朋友总算风尘仆仆地赶回来了，还带来了雯雯的父母——李涵唯一没猜中的情节是，他的手机没有被偷，只是手机没电了。

于是，在一番极度肉麻的海誓山盟之后，雯雯破涕为笑，坦然接受了病情，并且在医生的建议下和家人一起抽血做了 HLA 配型[1]。

　　有青春的地方就有爱情；只要有爱，就算是得了白血病也不可怕！爱情真伟大，不是吗？

专家点评　　　　只要有家人和朋友的心理支持，就算是得了白血病也不可怕！

1　HLA 配型：目前主要指 HLA 高分辨配型技术，第一步是抽取移植病友和健康供者的静脉血样本，一般 8ml，提取 DNA，应用聚合酶链反应（PCR）测定 HLA 位点的基因序列；第二步是利用基因测序技术测出各位点 DNA 碱基的顺序，最后通过软件比对分析得出 HLA 的具体型别。
　　配型的精度是决定造血干细胞移植疗效的关键，配型相合程度会严重影响病友造血干细胞移植后的康复效果和生存质量。进行 HLA 高分辨配型可以快速、准确地找到病友需要的造血干细胞供者。每份标本的检测费用一千元左右。

移植前的谈话需要哪些人参加？谈什么

十一点时，张老师要和病友孙诚进行移植前谈话。在征求病友和医生同意后，我和旭尧旁听了谈话。

考虑到妻子怀孕待产、女儿备战高考，孙诚决定只让母亲参加移植前谈话。对于这样的决定，张老师有点不同意。

张老师劝道："我说话比较直，你别介意。这次谈话，你的妻子和女儿都应该参加！因为从法律上说，你的妻子和女儿是你最亲近的直系亲属。在这个关键时期，她们有知情的权利，也需要知道移植的风险；况且，她们有力的支持正是你现在最需要的。"可孙诚还是摇摇头。

"告知是必须的！"张老师安慰道，"但形式和内容可以灵活。这样吧，等全家人陪你吃完饭送你进移植舱后，我再和她们单独谈。"

我心想，老师您这又是何苦呢？人家既然不乐意，你干嘛这么死板呢？

张老师继续说："一般而言，移植成功与否取决于三个因素。第一是病情，你是急性单核细胞白血病（AML-M5），有高危的基因突变，还有持续的微小残留白血病检测阳性，因此复发可能性很大。但目前

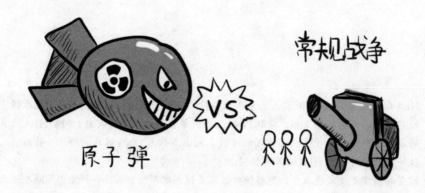

"原子弹"与"常规战争"

你正处于第一次完全缓解期，肿瘤负荷很低，是较好的移植时机，最终治愈的机会很大。不过，虽然造血干细胞移植对于恶性疾病的疗效非常显著，发明人还因此获得了诺贝尔医学奖，但这种治疗的风险也非常高，堪称一场针对恶性疾病的'置之死地而后生'的极端治疗——'核战争'。这是因为，移植前预处理要使用'超大剂量（又称致死剂量）'的放化疗——如果把治疗白血病的过程比作'抗战'，前期的化疗就好比常规战争，而移植则是决定胜负的'原子弹'。

　　"移植需要将病友原有的造血／免疫系统摧毁，再将新的造血干细胞种进去。如果把骨髓比作一块农田，那么血细胞就是正常造血干细胞长出来的庄稼，而白血病细胞则是长出来的杂草。移植就是用一把火烧掉所有的庄稼和杂草，再掘地三尺，把草根翻出来在太阳底下暴晒；然后再种新的种子进去，实现新旧交替。放火、掘地和暴晒的过程分别相当于移植前超大剂量的化疗和放疗预处理。而在造血系统新旧交替期间，必定就有一个'青黄不接'的时期，这时就需要大量补充各种血液成分，比如红细胞、血小板、白蛋白、球蛋白、血浆等。

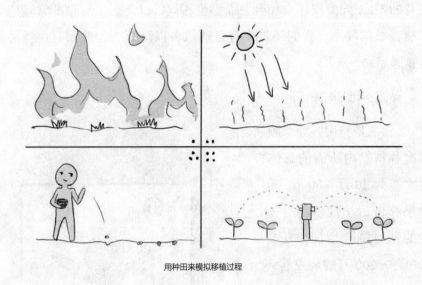

用种田来模拟移植过程

　　"由于在移植期间，病友的免疫力要从零开始恢复，因此需要在无菌移植舱内住1个月（这也是老百姓通常理解的移植住院期间），不过，这段时间虽然风险很高，但约98%的病友都能顺利度过这一个月时间。不过，不顺利的2%比例虽然很低，但落在每个病友身上，那就是100%或0%的机会——存活或者死亡。

"必须强调的是，出舱对于移植病友来说不是结束，而是刚刚开始。出舱后的病友还需要一段长时间的恢复期，3年后能好才是真的好！这3年期间可能发生各种各样的并发症，严重了都可能出现生命危险。所以，做移植是高风险的，而且一旦开弓就没有回头箭，一旦开始就停不下来，你们需要认真考虑，做还是不做？"

这一段话，信息量好大。孙诚发觉母亲的脸色煞白，便紧紧握住她的手。"做！"他坚定地说，"医生，我已经想好了，你们负责治病，我负责相信你们。我只想知道，像我这种情况存活的概率是多少？"

"像你这种情况，异基因移植3年后的总体生存率约为60%～70%。一般说来，移植后存活3年就算是治愈了，之后出现复发等情况的可能性非常低。

"第二是供者，你非常幸运，有无关供者愿意为你捐献！而且这个供者的HLA配型跟你全相合，血型也相同，又年轻，可谓非常理想。当然，根据程序，我们还需要有备选供者以防万一，比如有血缘关系的直系亲属……"

孙诚和母亲略微舒了一口气。

"第三是费用，如果顺利，这次移植舱内所需的总体费用大概为30万～50万，但如果移植后出现各种并发症的话可能会增加，花费100万～200万的病友也不少——但是花的钱越多，往往意味着发生的并发症可能也越多，因此预后也可能越不好。

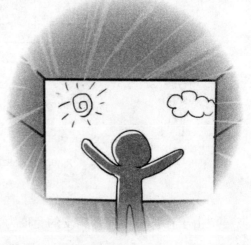

每一天都要对自己充满希望

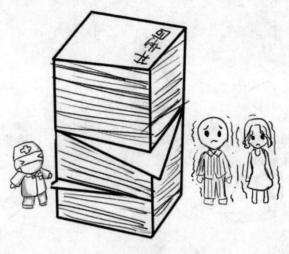

移植前要签署厚厚的文件

"前面说过，移植后你需要 3 年左右的恢复期。在这 3 年里，你可能会发现，走着走着，有些你同期移植的病友就离开了，而另一些人则比你的情况好或不如你，但他们的好和不好与你的恢复没有一点关系，你只需要相信：多活一天，希望就会大一点。所以，每一天都要充满希望！"

孙诚和母亲点了点头。

张老师接着又拿出一堆文件，说："文件有点多，你们需要仔细看了再签字，我来逐一解释。这是异基因造血干细胞移植知情同意书、深静脉置管同意书、骨穿知情同意书、腰穿及鞘内注射同意书、输血及血制品治疗同意书、授权委托书……因为移植前预处理时会使用超大剂量的放化疗，这意味着随时有可能出现意外，因此每一位病友在进入移植舱前都需要签署病重 / 病危通知书。"

"总体来说，移植中要有三个平衡：①药物治疗作用与副作用之间的平衡；②增强移植物抗肿瘤作用与抑制移植物抗宿主病（GVHD）之间的平衡；③增强宿主免疫（防止各种感染）与抑制宿主免疫（防治宿主'排斥'移植物）之间的平衡等。而且，移植后各种各样的并发症可能表现类似、诊断困难，处理却很矛盾，所以医生需要有很强的平衡、控制能力。"听到这，我不由得将孙诚想成了浮冰上的一只企鹅。

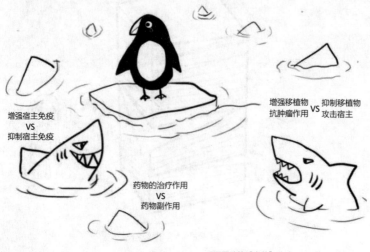

增强宿主免疫
VS
抑制宿主免疫

增强移植物
抗肿瘤作用 VS 抑制移植物
攻击宿主

药物的治疗作用
VS
药物副作用

四面受敌的"企鹅"孙诚

"移植后，病友的免疫力特别差。差到什么地步呢？你们知道艾滋病吧，这类病友的免疫力很差，如果用 $CD4^+$ 细胞的数量作为衡量指标，通常低于 200 个 /mm³ 时艾滋病病友就会发生各种严重的感染或发生肿瘤。但移植后病友的 $CD4^+$ 细胞要从 0 开始生长啊！所以，在移植后的一段时间里，白血病病友的免疫力比艾滋病患者还要差，此时要特别注意防治感染。移植后并发症首先是细菌、真菌、病毒等各种感染；其次还有移植物抗宿主病（GVHD）、出血性膀胱炎、植入不良和植入失败、白血病复发和继发其他肿瘤，还有内分泌功能紊乱和不孕不育等……当然，你已经有两个孩子了，不育的问题对你来说应该没什么影响了。"谈到这里，气氛变得稍微轻松了些。

孙诚和母亲认真看完要签署的文件，郑重签上自己的名字。此时已是中午了。

午饭后，全家人目送孙诚药浴、换衣后入住移植舱，张老师则和他的妻女又进行了一次简短的移植前谈话，但这次谈话看起来轻松得多。

专家点评　一般移植前谈话的对象为病友及病友直系亲属，因情况不同，也应该包括其他利益相关人。如果病友为具有民事责任能力的成年人，所有同意书可由其本人签字，但同时还必须签署授权委托书（授权后，被授权人签字即等同于本人签字同意），方便其在身体不适时由其家属代签字。若病友为未成年人，尽管他／她仅承担部分民事责任能力，最好也让本人在场参加移植前谈话（请参考书中后续谈到的轩轩的故事），和其监护人一起参与谈话并签字。因为，每一段移植治疗的过程都是一场艰苦的战役，而且绝大多数的时间，只能是病友孤军奋战，所以当事人必须知道移植治疗风险，积极参与。医护、病友和家属间需要相互信任、及时沟通，动员一切可以动员的力量，尽最大的努力，与我们共同的敌人（病魔）做斗争。

注释： 移植期间，在输注造血干细胞的同时，还需要输注血液制品。其原因是：病友在进行异基因造血干细胞移植期间，因要接受大剂量的放化疗，导致造血功能衰竭，"青黄不接"时会出现血小板降低和血红蛋白下降，容易合并出血和贫血，因此需要输注相应的血液成分来改善病友的一般情况，减少出血机会，纠正贫血。此外，病友还可能合并凝血功能障碍，需要输注血浆或凝血因子来纠正凝血功能和止血等。
移植期间及以后的一段时间，输注血液制品（主要是血小板、红细胞或血浆等）时需要应用白细胞滤器来滤除其中的白细胞，或用放射线照射血液制品，灭活其中的白细胞。需要注意的是，如果骨髓供者的红细胞与病友的血型抗原类型不同，则在一段时期内骨髓可能会出现红细胞生成不良，出院后仍需要输红细胞，或者用促红细胞生成素促进红细胞生长。

白血病病友为什么要进行锁骨下静脉插管

下午，张老师说要给孙诚做锁骨下静脉插管。旭尧听完倒吸一口冷气："锁骨下？扎不好岂不是有危险？为什么要做？"

我捶了他一拳："你忘啦？不是刚带你学过嘛，锁骨下静脉穿刺点的解剖位置比较固定，不在身体关节活动位置，也容易固定；而且便于保持清洁，不易感染啊。"

旭尧茫茫然摇摇头："可为什么还要插管呢？他胳膊上不是已经有一条 PICC 深静脉导管了吗？"

我答不上来，只好一起去问张老师。

张老师回答说："PICC 管和锁骨下静脉管都属于中心静脉导管，可以减少化疗药物对周围血管的损伤。但锁骨下静脉管比较粗，并且有多腔通道，可以在接下来的移植治疗中起到至关重要的作用：一方面，移植中需要大量输血、补液和营养支持；另一方面，通过锁骨下静脉管还可以及时监测病友的血容量、心功能及周围循环阻力的综合情况，便于紧急情况和危重症的抢救。"

旭尧茅塞顿开："懂了，懂了，这就是古代兵法说的'兵马未动，粮草先行'，不把后勤支持工作做好，怎么跟白血病开战呢？"理工男的逻辑和联想能力果然强。

张老师做锁骨下静脉插管时，小麦师姐做助手，小潇姐（李护士）做接应，而我俩只能隔着病房玻璃作壁上观。"内行看门道，外行看热闹"，只见他们态度和蔼、语言亲切而幽默，在和病友谈笑间就完成了准备物品、摆体位、消毒、铺无菌巾等各种工作，这使得病友在无菌洞巾覆盖下不至于太紧张——而铺完无菌洞巾之后，在无菌区操作中，在平和的语调中，他们的行动迅速、动作干净、站位准确，连一个多余的点头和转身都没有，彼此间配合默契，环环入扣，有条不紊：麻醉、进针、让针管略带负压、让针尖灵巧地避开锁骨但贴紧锁骨进针，一针见血，真棒！回抽血液，验定是静脉后，快速送导丝后顺势退针，扩皮器扩皮后再换导管，导管送入后根据身高外留导管 3.5cm，无菌肝素盐水封管、包扎固定导管；最后进行肺部听诊，确定病友安全！随后交代注意事项、处理医疗废物、收工！穿刺结束时，张老师很满意地举起没有什么血迹的、干干净净的手套，微笑着向大家竖起了大拇指表示感谢！——整个操作行云流水，一气呵成，简直比我们中午提前观看的国外教学视频还要精彩漂亮。

累了一天，下班后，我和旭尧走出内科楼，突然有些不适应，看着不同方向的人来车往，想到今天满满的所见所闻，真是百感交集。

孙诚虽然不幸患病，但他还有个幸福的家庭，又有那位不知名的供者和我们所有人的帮忙，还是值得庆幸的，但愿他能顺利度过这一关，为他祝福吧！

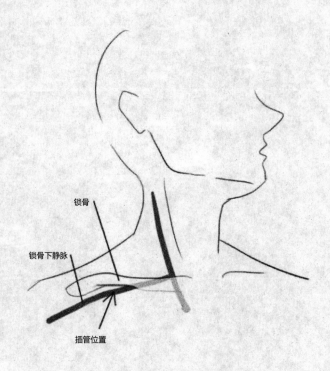

锁骨下静脉插管位置示意图

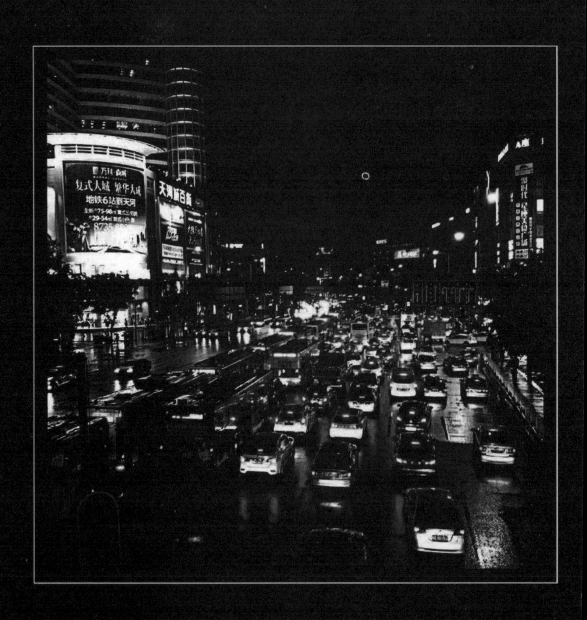

夜色下川流不息的街道（摄影：赵靖）

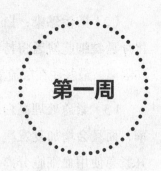

第**3**天

2018 年 1 月 11 日　星期四

天气：多云

白血病的治疗和常见并发症

急性白血病的一般治疗是什么

张老师今天给我们讲课："所有疾病的治疗都只有两种——一般治疗和特殊治疗。一般治疗，就是'见招拆招'，有什么问题就解决什么问题。急性白血病的临床表现为贫血、出血、感染等，所以一般治疗就包括输成分血（如红细胞、血小板等）、防治感染、紧急处理高白细胞血症、防治高尿酸血症肾病、营养支持等。"

（1）成分输血支持：严重贫血可通过吸氧、输浓缩红细胞，维持血红蛋白 > 60g/L（但高白细胞血症时要慎重）；血小板计数过低会引起出血，需输注单采血小板[1]悬液；

（2）防治感染：白血病病友常伴有粒细胞减少或缺乏，特别在放化疗后粒细胞缺乏将持续相当长时间，此时病友应特别注意个人卫生和隔离，最好住在层流病房或消毒隔离病房；

（3）紧急处理高白细胞血症：高白细胞不仅会增加病友早期死亡率，而且会增加复发率。因此当血中白细胞大于 $100 \times 10^9/L$ 时，就最好紧急使用血细胞分离机清除过高的白细胞，同时给予补液（静脉输液或者口服补液）和化疗，以降低白细胞的浓度，避免高白细胞血症带来的不良反应；

（4）防治高尿酸血症肾病：由于白血病细胞大量破坏，尤其在化疗时破坏更明显，血清和尿中尿酸浓度增高，容易积聚在肾小管引起阻塞而发生高尿酸血症肾病，引起肾功能衰竭。因此要鼓励病友多饮水，保证足够的尿量并使用碳酸氢钠维持尿 pH 值为碱性，可同时给予别嘌醇以抑制尿酸合成；

（5）营养支持：白血病是严重消耗性疾病，特别是在放、化疗引起消化道黏膜炎及功能紊乱时，应注意补充营养，维持水、电解质平衡，给病友以高蛋白、高热量、易消化食物，或医用营养代餐，必要时也可经静脉补充营养。

---

1 单采血小板：使用血液成分单采机采集来自献血者的血小板，含有的血小板数量至少 2.5×10^{11}，每份单采血小板约相当于 5～10 袋常规全血中血小板的总和。

白血病化疗1：化疗的必要性和副作用是什么

"白血病特殊治疗主要包括化疗、放疗和造血干细胞移植等。其中，化疗全称是化学治疗，因为白血病是全身性疾病，因此化疗是白血病的主要治疗手段。放疗又称放射线治疗，一般仅用于局部的治疗，比如肿瘤形成团块压迫血管和重要脏器时；在造血干细胞移植时也可以进行全身的放射治疗。化疗可以有效地降低病友体内肿瘤细胞的数量，是移植准备的第一步。造血干细胞移植则是综合了放疗、化疗和免疫治疗等的综合治疗手段，是白血病等恶性肿瘤和某些遗传病目前唯一的根治手段。"张老师说。

上午，我和旭尧跟着张老师去查房时，李涵报告："医生，雯雯姐刚才化疗时又吐了，看起来特别难受，再给她多开点止吐药吧。"

我扭头望了望雯雯，她第一天打化疗，吐了好几次，不良反应很大。她脸色苍白，正闭着眼快快地躺在床上。听到我们过来，她还没睁开眼说话，眼泪就流了下来："医生，我好难受，一定要化疗么？"

麦师姐说："止吐药已经达到极限了。"

张老师说："要不打一针'冬非合剂'吧，这个药又叫冬眠灵，镇痛和止吐效果较好。"麦师姐点点头，一路小跑先回办公室去开医嘱了。

张老师解释说："化疗是白血病这类全身广泛侵犯性恶性肿瘤的主要治疗手段，能够杀灭恶性肿瘤细胞，延长病友的生存时间，改善生活质量。当然，'杀敌一千，自损八百'，化疗也有很多的副作用。雯雯，我们已经为你采用了副作用较小的以柔红霉素（DNR）为主的化疗方案。知道你难受，不过，你想想，你体内那些坏细胞应该更难受，是不是？"

雯雯微笑着，用力点点头。然而我看到，一滴清亮的泪猛然涌出来，然后慢慢滑过她白皙、清秀、含笑的脸庞，慢慢从耳前落下，又无声地渗入纯净洁白的棉布中。

这场战争，注定是孤军奋战！——抗癌路上的很多苦，只有他们自己知道。我们能为他们做的，真的不多。

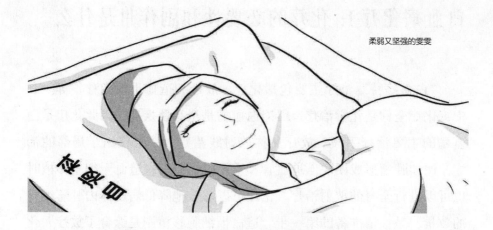

柔弱又坚强的雯雯

"雯雯姐，你别哭。我之前化疗后也有段时间很难受呢，后来就慢慢好啦。我现在除了有点累，都没什么感觉呢！你会慢慢好起来的！虽然过程很难受，但是你想啊，那些药物就像是拯救我们的骑士，他们正在努力杀死残害我们身体的肿瘤啊，这样我们才能很快好起来！"

李涵笑着继续说："雯雯姐，不要难过啦，以我3年的经验来看，用愉悦的心情来接受治疗，疗效最佳哦！"李涵的乐观感染了大家，雯雯似乎也没那么难受了。

打了一针"冬非"后，雯雯就不再呕吐，安静地睡着了。

"一般化疗后还会出现疲倦乏力、面色苍白或皮肤、牙龈出现出血点、瘀斑，以及发热、咳嗽等症状，这些都是化疗后血细胞（红细胞、白细胞、血小板等）降低的表现，等机体慢慢恢复就好了。"

注释：化疗（化学治疗）是把双刃剑，既有好处，也有副作用。化疗所用药物对人体正常组织器官也有一定的毒性。因此，化疗有一定危险及并发症：
a. 骨髓抑制：白细胞降低，严重时可致重症感染、发热；血小板降低可致出血，尤其是重要脏器出血，如脑出血、胃出血、肺出血等；
b. 胃肠道反应：恶心、呕吐、纳食减少、大便稀薄或便秘、腹泻，严重时可致脱水和口腔黏膜炎；
c. 心肺功能损害：严重时可致肺纤维化、肺功能受损及肺衰竭、心律失常、心肌缺血、心肌损伤及心脏衰竭等；
d. 其他的毒副作用。

李涵转让血小板救轩轩

大家都不太喜欢轩轩这个"熊孩子"。这不，下午查房时，他又在"大闹天宫"了——床上、地下，到处都是乱扔的东西和玩具，嘴里还叫嚷着要平板电脑玩游戏。可他今天的血常规结果，血小板只有 $15 \times 10^9/L$，此时，他情绪一激动就可能导致脑出血，因此，妈妈不敢给他玩游戏，可他就不依不饶地闹起来了。

轩轩很烦躁，仰着头一直挥动手臂，大哭大闹个不停。看着他，大家都提心吊胆的，生怕他激动之下造成大出血。果然，没一会儿，他就流鼻血了，妈妈赶忙按住他喊医生。"我的小祖宗！"他妈妈哭了起来。他也有些害怕，暂时不动了，但嘴里还是不停干嚎。我和麦师姐赶过来，仔细查看，他的胳膊和小腿上都有出血点，很危险，谁都知道，他现在需要马上输血小板！可联系了一大圈，医院里没有现成的，血液中心新送来的血小板最快也要半夜才到。护士劝道："轩轩，你不可以再乱叫乱动，会大出血的！你现在必须躺在床上，不能哭、不能大笑、不能情绪激动，小便必须在床上解决，大便不能干硬、不能用力，食物要吃软的、冷的，不可以吃有骨头的、带刺的，更不能玩游戏。上个月刚有个小孩子连续玩了几小时游戏后，就脑出血了。我们都是为了你好，明白不？"

轩轩斜眼瞪了护士一眼，嘴一撇，嚷着"不，再不让我玩游戏，我就不活了"，又大哭大叫起来。大家一时都束手无策了。

我过去拉住轩轩的手，轻声安慰道："轩轩不闹，我带你玩个游戏吧？"

"游戏？真的？"

"对啊，'123 木头人'，如果你能保持 5 分钟不哭不闹，我就给你讲个故事。看谁保持不动的时间最长。好不好？"

小家伙眼珠一转，说："不行，我要你给我背古诗！诗词大会那种。"

"啥?啥?背古诗?好好好!"轩轩居然爱古诗,呵呵。这样看来,他也有优点,挺喜欢学习的呀!

轩轩把头转向我:"真的吗?那太好了。"

一整个下午,我都在病房里陪着轩轩,用尽我"毕生所学"的诗词歌赋,才把轩轩哄住了。在这期间,护士又及时地给他输了一袋血小板。输完后,立竿见影,鼻血就止住了,所有的人都松了一口气——总算把这条命救回来了。

离开的时候,轩轩妈妈依依不舍地拉住我说:"小苏医生,真是太谢谢你了。这孩子一向调皮,没想到和你那么投缘,如果你有空的话,能不能多来陪陪他?"

"阿姨,您不用客气,这都是我应该做的。我也很喜欢轩轩呢,他喜欢诗词,恰好我也喜欢。有空的话我会常来的。"

走出病房,我想,轩轩那袋血小板来得可真及时啊,是从哪儿来的呢?

其实不用我问,很多人都知道,是李涵把自己要用的血小板让给了轩轩! 刚才,隔壁病房的李涵听到外面的吵闹声,便叫住了路过的旭尧,问道:"轩轩怎么了?怎么这次闹得比以往都厉害?"

旭尧很焦急,就将轩轩的情况一五一十地告诉李涵,同时也说到医院现在没有血小板了等等。

李涵眼光流转,低头略作忖度:"轩轩的血型和我一样。但是他情况比我严重,我家人刚互助了一份血小板[1],就在血库,可以先给轩轩救急。你快去跟医生说,把我的那份血小板输给轩轩吧。"

1　血小板互助:为保证血液及医疗安全,2018 年 3 月 31 日起,全国已全面停止互助献血。

听到李涵说要让出血小板，旭尧有些慌乱："李涵你要考虑清楚啊。现在一袋血小板多难得啊！况且你也要需要啊，不是说一份血小板就是一条人命么？这可是你最后一次化疗了。不能出问题啊！"

李涵安慰说："没关系啦，我现在不是没什么问题吗？何况，我的运气一直都很好啊。轩轩一直叫我姐姐，我不能袖手旁观啊。"

李涵说得在理，轩轩也确实急需。旭尧也相信，上天一定会庇佑心地善良的人，便跑去找到张老师。张老师反复核实了李涵的病情和意愿，获得李涵家属允许后，才同意了李涵的决定。

轩轩输上了血小板，又活蹦乱跳了，跑过来找李涵姐姐聊天。看着活泼的轩轩，李涵高兴之余，又觉得有点累。见状，我赶紧打发轩轩回去了。李涵喃喃地对我说："谢天谢地！总算是把轩轩救回来了。"看着李涵坦然又温柔的眼睛，我好喜欢她，也好心疼她。

感激涕零的轩轩妈妈也赶快找了两个亲友，打算明天一早就去血液中心互助，捐献血小板还给李涵。

移植前全身放疗是什么

晚上，我们陪同孙诚出移植舱去放疗中心进行全身放疗。等候时，一直沉默的孙诚母亲担忧地问："医生，我能问下放疗是什么吗？"我和旭尧尴尬地对视了一眼，正愁不知道怎么跟她解释，小潇姐就笑着回答："奶奶，这个放疗啊，它全称为放射治疗，是利用放射线对恶性肿瘤进行的治疗，使用的是放射线，比如放射性同位素产生的 α、β、γ 射线或各类 x 射线杀灭肿瘤细胞，把肿瘤细胞杀死了，人的病就好了。"

孙诚母亲看起来没太听懂，只是点头微笑。小潇姐继续解释："奶奶，您还记不记得前天张医生说的比喻？骨髓如同一块农田，那么血细胞就是庄稼，是正常造血干细胞长出来的；白血病细胞则是不该有的杂草。为了铲除这些杂草，我们可以喷除草剂。这些除草剂呢，就相当于化疗。除草剂可以杀死杂草，但也可能影响到庄稼，这就是化疗的副作用。但除草剂不断杂草的根啊！这时候呢，我们可以先放把火烧——这就是前几天的移植前超大剂量化疗，再把这块地掘地三尺，把草根都翻出来，在太阳下暴晒 2～3 天，这时再播种新种子，效果会好很多。那么，这个太阳下暴晒就是放疗啊，您看放疗不也是刚好两天吗？考虑到放疗对某些白血病细胞的杀伤力更彻底，而且不容易产生化疗耐受。有些病友根据病情需要放疗，而有些则不需要。"

老人家摆了摆骨节粗大的双手，笑着说道："哎哟，懂了。这个闺女的比喻我一听就懂了！"转即又疑惑道："可是能不能让我进去陪陪诚儿呢？看他怪难受的。"老人家目不转睛地盯着监控录像中的儿子。

"奶奶，除了白血病细胞，这些射线对人体的正常细胞也有害。"旭尧说，"我们进去了，不就相当于把自己的好庄稼一块晒了？您知道第一个发现放射性物质镭并获得诺贝尔奖的居里夫人吗？她就死于放射线导致的骨髓衰竭。所以为了我们的安全，不能进去。"

"那我……好吧！就在外面等着吧！"老人家叹了口气，在椅子上坐了下来。但从她不停地搓手指的动作中，我知道她无时无刻不在担心着儿子。

人们总说："孩子自孕育开始，便一直是母亲心心念念的宝，你也许没有感觉到，但妈妈却一直都爱着你。"今天，我更加深切地体会到了这种母爱，等会儿忙完了，我也该打个电话给妈妈了！

第**4**天

2018 年 1 月 12 日　星期五

天气：多云

血小板有多重要

春节近了，希望却远了

护士长告诉我们，今天血液科有 23 个病友需要血小板，但确定能够输到的仅有几位。

——每到春节和寒暑假，作为捐献血小板主力的青年们纷纷离开这个城市，因此血小板会特别紧缺。可你是否会想到，快过年了，医院里却还有许多急需救治无法出院的病友？他们只要一袋血小板就能活下去。

因为怕出血，他们不敢动、不敢哭、不敢笑；他们不敢激动、不敢感伤、不敢大声说话；他们甚至会害怕上厕所，害怕睡去就再也醒不来……因为，他们的血小板只有正常人的百分之几，只要一激动，死神时时刻刻都有可能降临。

《内科学》第八版第 580 页上写道：有资料表明急性白血病死于出血者占 62.24%，其中 87% 为颅内出血。为了防止出血，他们需要反复输注血小板，维持足够的血小板数量。因此，协助病友获得他们急需的血小板，就能挽救他们的生命，这也是血缘服务队成立的初衷。

延伸视听　　　　　"春节近了，希望却远了——招募无偿捐献血小板志愿者和服务志愿者。"血缘服务队制作于某年春节。

移植中为什么要反复输注血小板

上午查房时，张老师发现李涵手臂和小腿皮肤都有出血点，就给我们普及了一些血小板知识：血小板是我们血液中的有形成分之一，直径为 2～3μm（1μm 等于 1mm 的 1/1000），血小板没有细胞核，形状不规则。成人一般有 4～5L 血，每升血中约有 $100 \times 10^9 \sim 300 \times 10^9$（1000 亿到 3000 亿）个血小板，这些血循环中的血小板占人体血小板总量的 2/3，另外 1/3 的血小板则储备在脾脏等部位。血小板在止血、伤口愈合、组织修复、血栓形成等生理和病理过程中都有重要作用。

如果把出血比喻为河道决堤，那么血小板就是防洪用的沙包。人体内时时刻刻都有小血管出血，正是血小板在时时刻刻地保护着我们的安全。白血病病友在病情进展或化疗期间，血小板均可能大幅度降低到正常数值的百分之几，出血的风险很高。当病友血小板 $< 10 \times 10^9$/L 时，容易合并自发出血；当病友出现发热、呕吐、咳嗽、情绪激动和便秘等，导致颅内压增高时，很容易发生致命的脑出血。此时急需输注单采血小板，以提高血小板计数；如果合并凝血功能障碍，还需要补充凝血因子等。此外，病友需要卧床休息，尽量减少活动，以降低出血机会。

另外，如果不是用单采血小板，而是很多人捐献的全血（约要 2000ml 全血，大概是 5～10 个不同来源的人的捐血量）分离的血小板，因为免疫的原因，不适用于需要反复输血的血液病病友。

真希望李涵能够尽快输上血小板，我真的很担心她。

血缘志愿服务队的 1-2-3 是什么

回到办公室，张老师在看李涵前不久在 39 健康网和志愿服务队队员一起录制的宣传视频。

"哈喽，大家好！我是李涵，今年 17 岁！"

"我是在中考前一个月体检时发现的白血病，当时觉得好泡沫剧喔。后来辗转来到这家医院进行了造血干细胞移植。在移植舱中，我有时候折折花、练练字，一点也不无聊。"

"在治疗期间，我真的特别感谢移植团队所有的医护人员，是他们的陪伴和帮助让我拥有战胜病魔的信心；另外我还想要特别感谢血缘志愿服务队，我移植后发生了很凶险的并发症，叫什么 VOD 的（肝静脉闭塞综合征），曾经我每 1～2 天就要输注一个血小板，连续输注了近 30 个，大部分都是服务队帮忙找到的。正是那些队员们和医护人员让我没有血小板紧缺的后顾之忧，能够安心治病……以后，我也要像他们一样做志愿工作，服务社会。"

画面切换，是上两届血缘服务队的主席曲师姐："我们服务队的队员大部分都是医学专业的在校大学生，一直在做一些力所能及的事情。除了帮病友捐献血小板外，我们也会与病友和家属沟通、交流，为大家提供更好的医疗环境。"画面中，志愿服务队的活动照片源源不断地放映。

视频继续播放，陈师姐问："涵涵，出院后你有什么计划吗？"

屏幕里的李涵笑吟吟的，眼睛异常明亮："出院后我想要上大学读书，在校园里遇见自己的白马王子；毕业以后我想当一名医生或医疗志工；我还希望能够将自己的经历写成一本书，激励更多的人战胜白血病……"透过屏幕，我仿佛看见了李涵闪亮的未来。

视频的最后是张老师讲话："志愿服务队的发展依靠 1-2-3 方针。1是指团队的初心——缘起一份救人的血小板；2 是指立足两个群体——

一是能够献血小板救人的英雄，二是虽然不能捐献但却参与捐献血小板宣传的爱心人士；3是指追求病友、医院和社会（PHS三方）共赢——团队通过专业的培训将S作为中立的第三方，引入当前的医疗服务体系当中，构建稳定的三角形关系，实现优势互补、互利共赢！"

延伸视听　　本段源自真实视频，但视频中的白血病女孩达达的结局与李涵不同！

网络视频见 http://mp.weixin.qq.com/s/eQnlcmBpPUM5
7e7Xv__G9g

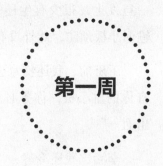

第一周

第**5**天

2018 年 1 月 13 日　星期六

天气: 晴

什么部位出血更可怕

什么部位出血更可怕？黏膜还是皮肤

早上查房时，我才知道轩轩家找的两个捐献者，虽然都是强壮的大小伙子，但因为一个熬了夜，一个前几天因感冒吃过药，所以都不合格。

所以，李涵昨天没能输上血小板，今天她小腿上的出血点又多了。下午再去查房时，李涵的球结膜（眼白部分）也出血了，口腔里还出现了血泡。张老师有些紧张，连忙用检眼镜（通过瞳孔）仔仔细细检查她的眼底血管，看完后松了一口气说："还好眼底没有出血。"

张老师解释说："口腔黏膜和眼结膜出血远比皮肤出血更可怕，因为这些黏膜部位的血管与脑部血管更相似，尤其是眼底血管。由于血小板低导致的脑出血，往往是几个、十几个部位脑血管出血（如图），一旦发生，很少有生还的机会。因此，对于颅内出血的处理，主要靠输血小板预防，此外没有更好的办法。"

下班前，我还特意去了病房嘱咐李涵："李涵，今天还不知道有没有你的血小板，你务必要注意尽量减少活动，防止颅内压增高，避免出血。"

李涵比我还冷静："小医生，你不用担心我，之前那么多次我不都等到血小板了吗？"

晚上查房时，我又去看李涵，她却还在忙着安慰雯雯。我再三叮嘱她要少说话、多休息，她点点头，灿烂无比地笑了笑，比了一个 OK 的手势。我才离开病房。

回来无意中照照镜子，发现自己才到病房几天，脸上就长了三个痘痘，摸上去好疼。这可是从未有过的事情。说好的满脸胶原蛋白呢？做医生每天都好累！身心都累！真的好累啊！

补记：刚才敷着面膜，本想躺五分钟，却不知不觉就睡着了。到晚上 10 点，值班的师兄好贴心地发来微信，说李涵今天肯定有血小板！好开心！我终于放心啦啦啦，洗洗就睡啦！

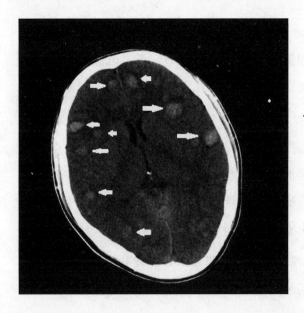

一个典型的血小板低合并脑出血案例的头颅 CT：图中箭头所指均为脑出血病灶

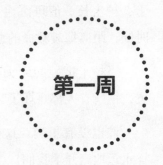

第**6**天

2018 年 1 月 14 日　星期日

天气：多云转小雨

祸不单行！移植供者突然无法捐献

一份血小板就是一条人命

我写不下去！

我几近崩溃！

我不能呼吸！

因为，今天，李涵走了！！！

一大早，我以为有人在开玩笑。直到亲眼看到那空空的床，我才相信李涵真的永远地离开了我们。

据说，今天凌晨她上完厕所，在没有任何征兆的情况下，突然肢体抽搐，大叫了一声，仅仅十几分钟就瞳孔散大、心脏停搏。责任护士、护士长、值班医生、教授、主任全来了，可也没用。而李涵走的时候，距离那袋救命的血小板到达只差半个小时。

当护士把她的床头牌取下来时，我一把抢过来，蹲在地上号啕大哭，把所有人都吓坏了。

谁也没有想到，这样一个善良、可爱、乐观、开朗的女孩，就这样永远地离开了我们！

雨淅淅沥沥地下着……

医院走廊里，灯光惨白，空气中弥漫着严冬肃杀的气氛，沉闷、苦腥的滋味，挥之不去。病房里异常安静，我坐在李涵的床沿上，只有她床头的小闹钟发出"嘀嗒"的声音。

人生总是充满未知，虽然不可预料，但人总是心怀侥幸，谁也没有想到李涵会这样离我们而去。她让我想起《滚蛋吧！肿瘤君》里的熊顿，一样的开朗、一样的善良，我们每个人，包括李涵自己，都以为结局会不一样，都以为她会比较幸运，但现实总是如此残酷。仅仅因为一份迟来了半个小时的血小板，一个鲜活的生命便这样悄无声息地消逝了。

如果李涵前天能够不谦让，输上那份属于她的血小板，她可能不会死！如果昨天她不说那么多话，或者晚一点再上厕所，她可能也不会死！我多么希望她的笑声还在，还能够继续感染每一个人！我多么渴望此刻她爽朗地从门外走进来，坏坏地大笑，说："哈哈！我是骗你们的！"

雯雯僵硬地躺在床上，她显然没有办法相信那个年纪比自己小，但一直以来像"姐姐"一样安慰她、鼓励她的女孩，已经人去床空。虽然隔着屏风，但她依然亲历了这可怕的一夜！

更让她害怕的是，她现在正患着跟李涵一样的病，而且手背上也一样有了出血点，她也一样急需血小板！

雯雯感到前所未有的害怕，原来死亡离她那么近！她蜷缩起来，以尽可能小的表面积接触这个世界，好像这样就能离死神的魔爪远一点。

更可怕的是，现在恰是血小板最紧缺的时期。临近春节，作为献血小板主力的青年陆续离开这座城市，血小板捐献数量骤降；而各地危重的病友，却源源不断地从下级医院送来。

没有血小板的病房，就如同肃杀的严冬。然而，我知道，只要一袋血小板，春天就来了！

延伸视听

本书中的李涵是虚构的，她的原型是个叫达达——达达是真实的，她比李涵幸运，她还活着。然而，写李涵是为了那些更多同样真实的、绝不该离去的生命——他们／她们也像达达一样，如果能得到好心人的帮助，就可以获得救命的血小板。

为了使更多需要血小板的病友能够得到帮助，南方血缘服务队队员们志愿拍摄了一段科普视频，希望以这样的形式召集社会上更多爱心人士为白血病病友贡献一份力量。此段视频在第二届中国健康科普创新大赛科普视频中荣获科普视频一等奖。

达达的近况：2018年是达达移植后第4年，虽然在治疗过程中历经艰险，但她一切情况良好，还读了会计专业。她还开了一家网店，叫"达达的吃货"，网店二维码见下方，你可以登录，了解更多关于达达和移植的故事。

移植前预处理后，供者突然无法捐献如何处理

然而，更令我抓狂的事接踵而至！

今天是孙诚致死量的移植预处理方案的第四天，白细胞已降到几近于0，血小板也很低了。

我去看他时，他怀孕的妻子站在探视窗前，拿着几张放大的彩照和奖状贴在探视窗的玻璃上给他看，告诉他高三的女儿正在学校补课，与他在电话中窃窃私语；年迈的母亲站在后面脸贴在玻璃上期盼地看着她的儿子。多么温馨的一幕啊！看到我们来，她们忙不迭地跳起来，笑着和我们打招呼。

然而，张医生却有一个坏消息不得不告诉他们：原定捐献造血干细胞的志愿者，因为出现了特殊情况，不得不放弃捐献——他对捐献造血干细胞中必须使用的一种药物粒细胞集落刺激因子（G-CSF）[1]过敏。这是极其罕见的情况，在全世界数百万捐献过造血干细胞的志愿者也仅有一例报道。因此，虽然志愿者很想捐献，但毕竟药物过敏也是人命关天的大事，只好作罢了。

没有供者的造血干细胞，移植流程只好被迫暂停。

可此时，孙诚已经进行了超大剂量的化疗和放疗预处理，骨髓已经清空了。这可是致死量的预处理啊！如果此时再不移植造血干细胞，孙诚很快就会因骨髓衰竭、感染等各种并发症而死亡。

虽然张老师话说得很婉转，但孙诚的妻子一听到这个消息后，情绪很激动，一下子瘫倒在地，我跟旭尧赶忙上前扶起她。回过神来，

---

1 粒细胞集落刺激因子（G-CSF）：是造血细胞增殖因子之一，具有刺激粒系祖细胞增殖和分化的功能，并可促使骨髓中的造血干细胞迁移进入到外周血液循环中。当外周血液循环中造血干细胞（CD34+是造血干细胞最重要的标记）数显著增加时，就可以用血细胞分离机分离采集供者外周血单个核细胞，其中富含的造血干细胞，可满足移植的需要。

她紧紧抓着张老师的手，苦苦哀求："医生，求求你，您说过这个供者是最理想的，孙诚最幸运的，对不对？请您一定求求供者，求求他救救孙诚！救救我们一家。你们一定有办法的，对不对？"

"我们是有应急预案的……"

突然，孙诚的妻子神情痛苦地捂着肚子，脸色发白，地上流了一滩水。

"羊水破了！要生了！快送产科。"大伙一阵忙乱，旭尧和科里的住院总医生赶过来送孙诚的妻子去了产科，留下我和张老师继续和他母亲谈话。我从未遇到过这样的情况，坐下来时，我的腿都是软的。

"孙诚妈妈您好，我们是有应急预案的。目前首选方案是，由您或者他女儿作为亲缘单倍体相合移植供者，提供造血干细胞。"

这时，呆愣许久的母亲仿佛从另一个世界被拉了回来，激动地问道："我可以救诚儿？"

张老师点点头，继续说："但您的年纪较大。当然也可以用您的……还有一种办法就是使用脐血干细胞，就是他孩子出生后的脐带血。不过遗憾的是，脐带血往往数量较少，难以支持成人造血重建。"

孙诚母亲问："还是用我的吧！我孙女正在高考，可不能耽误她。"

张老师说："凡年龄在 15～60 周岁，身体健康，经相关血液检查合格者，都可以成为造血干细胞捐献者。虽然您已经 62 岁了，但要是您想捐，也可以先做骨髓穿刺看看骨髓情况适不适合。"

"好，来吧！抽我的骨髓！多抽一点，马上抽。只要能救我儿子，要我的老命都行！"孙诚母亲毅然决然地说。

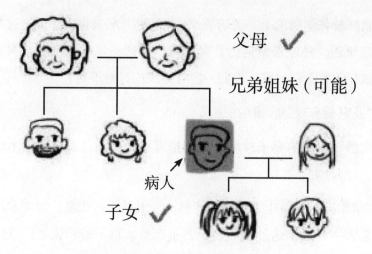

父母 ✔

兄弟姐妹（可能）

病人

子女 ✔

亲缘单倍体相合移植供者的选择

专家点评

骨髓、外周血、脐血造血干细胞有什么区别？

骨髓、外周血、脐血中均含有造血干细胞，但特性上略有不同。健康人的造血干细胞主要保存于骨髓，占骨髓有核细胞的 1% 以下；平时外周血中造血干细胞比例很低，但经过动员剂刺激后，外周血干细胞的比例可以增加上百倍，外周血造血干细胞移植较骨髓移植的造血恢复较快，但慢性移植物抗宿主病（GVHD）发生率偏高；脐血中造血干细胞含量最少，故很少用于体重较大的成人，移植后造血恢复较前两者慢，因为没有经历成人过程中的免疫刺激，脐血细胞不成熟，移植后感染的机会也偏高，多用于儿童。

造血干细胞动员有什么不良反应

在处置室抽完孙诚妈妈的骨髓后，第一时间，骨髓标本被送到血液科实验室，各组老师加班加点地进行各项检测，为了这个特殊病例，实验室老师忙得不可开交。一组老师加班染色看骨髓形态学涂片，争取明天出骨穿报告；另一组老师进行流式细胞仪检测，获得骨髓中造血干细胞的比例和骨髓中各种细胞的分类等参数；第三组老师进行骨髓细胞染色体和基因分析等，排除一些基因突变和遗传病等。

孙诚母亲急切地问："张医生，现在我还能为诚儿做点什么吗？"

张老师快人快语："现在的每一分每一秒都很宝贵。您必须今天就开始注射粒细胞集落刺激因子（G-CSF）动员造血干细胞，几天后我们会在您的骨髓和外周血中采集造血干细胞。造血干细胞动员药物 G-CSF 对供者来说是安全的，不过部分供者会出现像流感样的症状，比如头痛、肌肉酸痛、乏力、低热、失眠等，但一般情况下，症状都很轻，通常在药物停用 2~3 天后会自行缓解。为了 100% 确保您的安全，三天后，安排您住院。"

随后，大家又聊了一会儿。我们这才知道，原来自从得知儿子生病后，孙诚母亲似乎在冥冥之中感到可能用得着自己，就开始加强锻炼，却从未对任何人提过这件事。难怪最近她的身板越来越硬朗，步履越来越矫健。

一个小时后，骨髓细胞形态检测初步结果显示合格，其他结果还要等 1~2 天。于是张老师就安排护士给孙诚母亲打了 G-CSF。一切顺利。

在做完这么多事之后，孙诚母亲再度走到探视走廊。她看着窗内躺着的儿子，眉宇平和，仿佛什么事都没有发生过，孙诚也一如平常地和母亲聊着天。

我远远看着，百感交集，转头向窗外远眺。外面已是华灯初上，白云山若隐若现。

突然，我的手机一震，是旭尧发来的微信。再一点，一张婴儿的照片跳出来！又跟了一条消息："母子平安！"

我哇了一声，激动地跑过去把这个消息告诉孙诚的母亲。良久，她才反应过来，良久，她嘴角开始微颤，慢慢地向北跪下，老泪纵横，喃喃地说："老天有眼！老天有眼啊！谢谢菩萨保佑！"

我永远都会记得，孙诚隔着玻璃看到孩子照片时，那会心的笑容！

夜深了，窗外月朗星稀。我紧绷的心情也终于放松下来，长舒了一口气。还好，今天能以好消息结尾。

专家点评　造血干细胞具有自我更新能力，可分化发育为各种血细胞前体细胞，最终生成各种血细胞成分（包括红细胞、白细胞和血小板等）。目前全球已进行了数百万例骨髓和造血干细胞捐献，大量数据显示，捐献造血干细胞是安全的。理论上，成年捐献者只需要提供10g左右的造血干细胞即可挽救一名白血病病友，随着技术的进步，采集供者的血量会越来越少。而且，人体内的造血干细胞具有很强的再生能力，正常情况下，捐献造血干细胞后会刺激骨髓加速造血，1～2周内血液中的各种血细胞即可恢复到原来水平，维持捐献者体内造血干细胞数量的稳定。

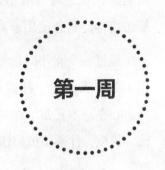

第7天

2018 年 1 月 15 日　星期一

天气：多云

造血干细胞有多神奇

移植前预处理期间为什么容易发生感染

连日的移植前预处理使孙诚精神萎靡，食欲不振。今天他血常规结果提示：白细胞总数（WBC）0.5×10^9/L，中性粒细胞总数（NEU）0.2×10^9/L，也就是说他已经出现粒细胞缺乏[1]了。

凌晨 3 点，孙诚开始出现呕吐、腹痛、腹泻，伴有高热、寒战。值班医生查体时发现他手足冰冷，面色苍白，血压下降到 70/50mmHg，心率增加到 110 次 / 分，当即判断：休克！感染性败血症可能！并报告

1　粒细胞缺乏：粒细胞是白细胞中的一种，通常在白细胞中比例最高，对于防治细菌感染等意义重大。粒细胞缺乏指中性粒细胞数量 $\leq 0.5 \times 10^9$/L，此时病友免疫力极差。一旦发生各种感染，死亡率非常高，必须急诊紧急处理。入住无菌层流病房 / 无菌移植病房可以降低感染发生率，但即使采取了各种措施，也无法完全避免病友发生感染。

张老师，张老师带着值班医生当机立断：补液、升压、吸氧、退热、抽血培养，紧急使用最高级的抗生素等。同时也通知了家属。

经过一个多小时的抢救，孙诚的各项生命体征终于恢复正常了。等到了第二天早上，孙诚母亲赶来时，他的脸色已经变得红润，血压上升，心率基本正常。得知这段有惊无险的抢救过程后，孙诚母亲后怕不已。我想，看来移植前谈话和入舱前签的"病重通知单"真是太必要了。

下午时，检验科打来电话，报告血培养发现细菌生长，败血症的诊断确定无疑！

"但是，孙诚为什么会发生败血症呢？"我问。

张老师告诉我们，由于孙诚在移植前预处理中使用了"超大剂量（又称致死剂量）"的放化疗，完全摧毁了他的免疫和造血系统，一般在植入新的造血干细胞后，还要2周左右造血系统才能初步恢复。在这"青黄不接"的时期，孙诚的免疫力几乎为零，很容易发生感染。不巧的是，孙诚又因为意外的情况，推迟了几天才能输注造血干细胞，免疫力就格外低下。所以，凡是需要造血干细胞移植的病友，从预处理开始，到供者造血干细胞在受者体内成功植入，外周血白细胞数量恢复之前，均需住在无菌层流房中，以避免各种细菌、病毒和真菌等微生物的感染。可尽管做了很多预防措施，病友的胃肠道、皮肤等部位仍然有大量的细菌，容易发生各种感染，一旦细菌入血，就可以导致败血症。此时发生败血症，死亡率极高。

专家点评　什么是造血系统？造血系统与免疫系统有什么关系？
造血系统由造血器官（骨髓、肝、脾和淋巴结等）和造血细胞组成，在机体内负责制造各种血细胞。所有血细胞均起源于同一类细胞，即造血干细胞——它可以自我更新，当供者捐献造血干细胞后，会刺激机体再生造血干细胞，以保持干细胞池的稳定；它可以进行不对称分裂，分裂的两个细胞一个可以保持干细胞的特性，另一个则可以不断分裂、分化成各级祖细胞和大量的子代细胞。造血系统和免疫系统密不可分，造血细胞一般都具有免疫学功能，因此血液病病友的免疫功能通常会出现异常。

半相合移植需要采集多少造血干细胞

下午，除了染色体，孙诚母亲骨髓的各项指标出来了，都是合格的。移植组召开会议集体讨论，制定了详细的移植方案：为了保证供者造血干细胞在受者体内植入成功，所需 CD34$^+$ 细胞的最低数量为 2×10^6/kg，供者需要同时采集骨髓和外周血干细胞，其中采集骨髓 600～800ml，外周血干细胞采集 1～2 次（每次 150～200ml）。由于从 HLA 全相合的无关供者移植改为 HLA 半相合的移植，因此移植前预处理用药加用几天价格昂贵、免疫抑制更强的药物——抗人胸腺球蛋白。

得知自己的骨髓合格，孙诚母亲长舒了一口气。仔细但有点费劲地听完张老师告诉她的具体计划后，她坚定地点点头，说："好！谢谢张医生！我们相信你们！全拜托你们了！我先去看看诚儿，然后去产科看看媳妇和小孙子，再回来打第二针。"她双眼虽然布满血丝，但步履却异常坚定。

此时的孙诚躺在病床上，虚弱、无力、面色苍白、口唇干燥，完全失去了入舱前的风采——他就像一条在炎炎夏日里不幸被困在一个小水坑里的大鱼，无力地等待一场畅快淋漓的大雨，等待有人救赎他那奄奄一息的生命，等待那早应到来却迟迟未至的造血干细胞。前几天陪他聊天时，他曾告诉我，在他这个年纪，以现在这个样子，离去，远远比活着容易。可是如果他走了，这一大家子，上有老下有小，可怎么办？以前，他总想着努力工作、努力挣钱养家是一份责任、一份担当。可现在他才知道，活着并且陪伴才是最重要的。因为只要他活着，哪怕什么也不做，这个家就是完整的。可又有谁能相信，即使是那么一个卑微的要求，上苍也如此苛刻。此时此刻，哪怕是对家人一个不那么灿烂的微笑，也会耗尽他所有的能量——那曾是多么轻而易举地事情啊！可是，作为一个男人，他怎么能临阵脱逃呢？原来，活着，早已不是个人的事情；活着，就是战斗！

“清晨，发现阳光和你都在，真好！”我在心中默默祝愿他能早日康复。

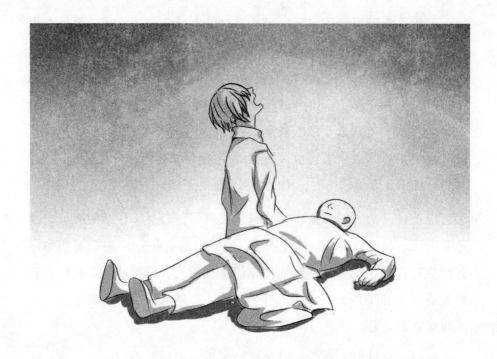

活着，就是战斗

第**8**天

2018 年 1 月 16 日　星期二
天气: 多云转小雨

旱苗得雨，暗室逢灯

供者是如何采集骨髓造血干细胞的

今天清早六点，孙诚母亲就办完了住院手续，早早地进入了移植舱（据说有的单位采骨髓去手术室，但在我们医院是在血液科无菌移植舱内）。彻底洗浴后，她用头巾包裹住了头发，换上了一套宽松的病号服。小潇姐又给她皮下注射了动员剂，肌内注射了止痛针。为了确保采集过程安全，还为她接上了心率、呼吸、血压、氧饱和度等各种监测探头。

张老师让她俯卧在床上，垫高腰部，以一个舒服的姿势趴着。常规消毒，铺无菌巾、铺中单、铺大单后，选择双侧髂后上棘，先消毒，再进行局部麻醉，然后再从多点、多方向及不同深度采集骨髓血，采集后的骨髓血和肝素化细胞营养液混合，经不锈钢滤网滤除血凝块、脂肪滴等……时间一分一分过去，孙诚母亲的各项生理指标都很平稳，而整个过程中她说得最多的就是："医生，多抽点吧！多抽点，诚儿就能好得快一点！"

一个小时后，这包带着母亲的体温、富含造血干细胞的骨髓血挂在了孙诚的无菌病床前。此时，孙诚已经得知了一切——这几天的变故，瞒是瞒不住的。看到这袋殷红的骨髓血，他不禁哽咽。

静置了半小时后，这鲜红色的骨髓血[1]顺着管道缓慢输进孙诚体内，不断地温暖他、拯救他。这何止是一袋骨髓啊？这是深沉而伟大的母爱呀！

孙诚母亲则被留在采髓的移植舱里休息。再回头去看她时，这位伟大而平凡的母亲已经睡着了，发出轻微的鼾声，嘴角还挂着微笑。我知道，明天她还要（通过血细胞分离机）采集外周血造血干细胞给孙诚。刹那间，我也想起了我的母亲，鼻子一酸，眼眶就湿润了。

上苍啊，别再开玩笑了，快快拯救这个充满爱的家庭吧！

---

1 骨髓中绝大部分是血液，采集后需要静置半小时，此时其上方有一层淡黄色的脂肪，脂肪是不能输入受者体内的，否则会发生脂肪栓塞。但这脂肪层中其实藏着另一种重要的干细胞——骨髓间充质干细胞（MSC），MSC可以在一定条件下构建造血干细胞生存所需的微环境。事实上，很多研究团队包括张老师的团队都有研究，但限于本书篇幅，不在此详述。

无偿捐献血小板的流程和注意事项是什么

关于雯雯急需血小板的求助信息，虽然已经连夜通过各种途径发布出去了，但至今却没有收到什么合适志愿者的回复。网络上这类求助救命的信息已经太多了，大家已经麻木了。仔细想一想，就像张老师和麦师姐所说，如果总是"平时不烧香，临时抱佛脚"地依赖互助献血，特别是还有少数别有用心的人借机浑水摸鱼，社会的善心其实是在被不断消耗的，最终受害的是每一个人，也将会影响医疗资源分配的公平和公正——提倡互助献血最终的结果，一定是有社会资源的人可以占有更多的医疗资源，没有社会资源的人就没有一切，包括宝贵的生命。

等待的时间总是那么漫长。看着雯雯，想起李涵，我整个上午都坐立不安。

于是，我和旭尧决定请麦师姐带我们去血液中心捐献血小板。麦师姐告诉我们，虽然我们的血型跟雯雯都不一致，但其实临床上每个血型的血小板都很紧缺。或许我们无法通过"互助"血小板直接帮助雯雯（因为供受者的血型必须一致），但如果能有更多的人来无偿捐献，就能让更多的"雯雯"得到帮助！或许，这也是一条帮助她的可行路径。

我想起帮张老师整理文件夹时，曾看到的材料[1]：2014年全年，广州市采集了 52 300 多份血小板，是全国排名第二多的城市。虽然看起来多，但是一年 365 天，平均下来每天只有 147 份，而广州每天仅仅需要血小板的医院就不止 147 家，更重要的是，其中约一半还是病友家属互助的。其中，以广州南方医科大学南方医院为例，在 2014 年该医院分得了约 8000 份血小板，其中只有不到 4000 份被分发到了血液

1　这是 2015 年 6 月 14 日世界献血日，广州市中心血站邀请志愿服务队讲课时提供的数据。

科，更多的血小板被用于外伤抢救、大型手术和急、危、重症救治等。难怪张老师总说："一份血小板就是一条人命，就是一个家庭的幸福！""凡是要用血小板的，一定是危急情况！"

在去血液中心的路上，麦师姐告诉我们："献血小板的条件[2]比献全血更严格，捐献前一天睡眠要充足；要按时进餐，清淡饮食，不要进食过分油腻的食物；不要过量饮酒；一周内不可服药。此外，机采血小板和献全血有许多的不同。首先，是捐献间隔的不同：两次献全血的时间间隔为6个月，而两次献血小板的时间间隔仅需要2周——因为是用血细胞分离机单独采集血小板，因此在献血小板后，48小时左右体内48小时即可恢复到正常水平，但献全血之后必须间隔3个月才能献血小板。其次，是采血时间不同：献全血约需5~10分钟，而献血小板约需60~80分钟。"

麦师姐说："输血是抢救危重病友的一种特殊医疗措施。在目前人造血液尚不能完全代替人体血液的情况下，临床用血只能靠健康人体无偿捐献。为什么要无偿呢？因为在过去，临床用血主要来自个体卖血和单位'义务献血'，往往出于获得更多利益的目的，很多卖血者会对自身情况弄虚作假、隐瞒病史，甚至冒名顶替、重复多次卖血，严重影响了血液质量和供者健康。虽然血液中心有严格的检测，但某些疾病从患病到能够被检测出来有个'窗口期'，同时还受到检测手段敏感性的影响，这就可能导致漏诊。比如，在上世纪末，某个大城市改用了更敏感的新方法（PCR）检测了80万份血液中的艾滋病，在既往'合格'的血液中又新发现800份艾滋病病毒阳性——这样的血液输进人体，就意味着至少800个人会患上艾滋病。再比如，巨细胞病毒（CMV）和EB病毒在有些采血单位不是常规检测，但移植免疫力极低的病友如果输注带有病毒的血液，就可能因此发生致命的病毒感染。

2　献血小板要求：a.各项检查结果正常，符合献血条件；b.体重要求男性≥55kg，女性≥50kg，血小板数量≥150×10^9/L；c.成分捐血需时较长，能够保证1~1.5个小时的捐献时间；d.捐献血小板前3个月没献过全血；e.手臂上的静脉较明显，没有进针不顺史。

因此，现行的无偿献血制度，可以从制度上避免明知有病却坚持'捐献'的人群捐献，也最大限度地避免'无恶意但高危'的人群献血，所以我们要坚决支持无偿献血，制止买血卖血行为。这样既能够最大限度地确保医疗用血的质量，又能够有效遏制严重影响人民身体健康和社会安定的艾滋病、肝炎等经血液传播疾病的流行，从而最有效地保护供者和受者的身体健康。"

到达血液中心后，人很多，有点乱。我们在大厅拿了叫号牌，等工作人员叫号后再去填表，接着测血压、脉搏、体温和体重，可我居然因为体重偏轻、血管太细被直接拒绝了。看来，我不吃早餐和爱熬夜的坏毛病要改掉，回去一定得把自己养胖点！而旭尧随后被抽了5ml的外周血拿去检测[3]，30分钟后，旭尧的各项指标都合格。唉，好羡慕他！

献血小板前，工作人员询问旭尧是献单份还是双份。旭尧一脸懵逼地看着麦师姐，师姐解释道："献血小板的单份和双份，是指捐献一个治疗量还是两个治疗量（U）。一个治疗量所需采集的血液量仅200ml，但浓集了不少于 2.5×10^{11} 个的血小板，一般够一个成人使用。你自己决定献单份还是双份吧！"

旭尧仔细想了想，说："献双份吧，血小板的更新速度快，而且我又符合献双份的条件，没问题的。"

麦师姐微笑地点了点头，却说："你第一次捐献，我建议你先捐一个，避免可能的副反应——如果没有反应，下次再捐两个。我希望你能成为坚定的捐献者，经常献血小板。"

"为什么只捐一个呢？哪有你这么劝人的？而且我这么壮，应该没问题啊。"旭尧不理解。

---

3 检测内容：a.血型定型：ABO 和 Rh（D）定型；b.肝功能检查：丙氨酸氨基转移酶（ALT）活力；c.血液传染病检查：乙型肝炎病毒（HBV）表面抗原、丙型肝炎病毒（HCV）抗体、艾滋病病毒（HIV）抗体、梅毒（Syphilis）血清学检查等；d.血比重筛选。

"我们团队理念和别人的不同，作为独立、中立的第三方，追求医—患—学生 / 社会的共赢。因此，优先关心的是你——一个献血志愿者的安康，这种关心和我们想救治更多病友的愿望一样强烈。

我们期望的是，你在安康的基础上成为固定的献血者，经常献血小板。要知道，根据发达国家的数据，90% 的血小板由为数不多的固定献血者捐献。如果你第一次有了不良反应，多半就不会再去捐献了，甚至会对血小板捐献做负面的宣传，这和你一直保持健康的状态，经常捐献并积极宣传，哪种状况能帮更多的病友？也正是因为这个理念，我们团队会对所有的首次献血者进行医学随访 3 个月，确保数据真实可靠。经过我们的统计数据，首次献血者的不良反应（最常见的是低血钙反应，最严重的是献血后头晕 / 晕倒）73.2% 与捐献两份血小板有关。因此，我们团队的《血小板捐献者标准流程》上劝诫所有的志愿者，第一次只献一份。但希望更多的人成为固定献血小板的志愿者。"

旭尧还想说啥，被我摸了摸头，说："知道你勇敢！但要听师姐的话对不对？她专业啊！乖，啊！"旭尧不好意思地笑了笑，转身对那温柔可人的血站护士说："一份。"

随后，旭尧被带到一个有很多机器的房间里采集血小板。他的血液在完全密封的一次性无菌管道内，经过血液分离机，利用物理离心的原理分离出血小板，再将其他血液成分经过手臂血管回输给献血者。

师姐果然神通广大，居然说服了血液中心的工作人员特许我穿了志愿者的服装坐在旭尧的旁边陪着他，也因为有我这个美丽的陪护，别的捐献者都好羡慕旭尧，而旭尧也做出一副极其享受、极度自豪的样子。其间，护士还拿来了旭尧的献血证、小礼品和宣传册，为鼓励献机采成分血，献单份血小板按献血 800ml 记录；宣传册上还注明了献血小板后的各种注意事项[4]，然后又是对旭尧的各种拍照。谈笑之

4　献血小板后注意事项：a. 多饮水；b. 24 小时内针眼不碰水；c. 2 天内不做剧烈运动及高空作用；d. 无须刻意进补，避免暴饮暴食；e. 献血后 3 天内保证充足睡眠，不要熬夜；f. 正常生活饮食。

余，我发现除了血小板外，旭尧其实还有一小袋的血浆被同时采集了——据说这是采集血小板时的副产品，不会增加志愿捐献的量，只是为了让血小板纯度更高。

献完血小板后，我们又一起拿着志愿服务队的队旗在献血英雄榜前拍了照片，开开心心地搭车回到医院里。不久后好消息传来，雯雯今天终于有血小板输了。

"好心有好报吧！"旭尧和我又跳又笑又抱，开心极了。

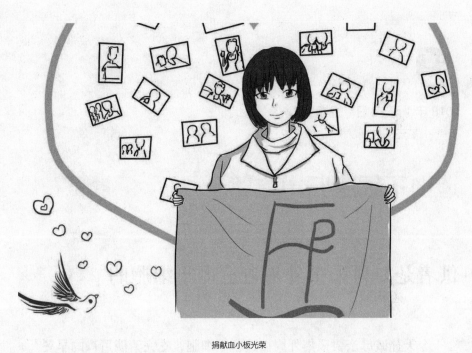

捐献血小板光荣

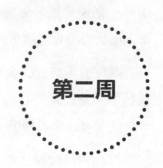

第**9**天

2018 年 1 月 17 日　星期三

天气: 多云

造血干细胞归巢之路

供者是如何采集外周血造血干细胞的

今天孙诚母亲要采集外周血造血干细胞,吃完清淡可口的早餐[1],
她早早来到 13 楼细胞分离室外等待。

小潇姐一上班就再次为她皮下注射了动员剂 G-CSF,随后有条不
紊地启动血细胞分离机,安装一次性管道,进行采集前的各种准备。
小潇姐告诉我们,干细胞采集的一次性管道是一组异常复杂的管路组
合而成,上端是一排带针头的软管,对接采集过程中需要补充的生理
盐水、人工血浆、抗凝剂以及最后收集细胞的造血干细胞产品袋等;

1　早餐应清淡而富有营养,比如面条、粥、馒头、水煮蛋等。

中部是弯弯曲曲的管道和各种检测部件，它们被逐一被安装到像电路板一样的面板上；下部则是一根宽腰带般的软管——这根软管很重要，因为血液会在这根"宽腰带"中被高速离心而分层，其中富含造血干细胞的细胞层会被机器精细地分离出来，其余的血液组分则实时返回供者体内。

这机器如此复杂，我抓破头皮都听不懂，旭尧倒是一点就通，时不时接茬说上两句，好像啥都懂一样——难道学渣和学霸瞬间移位了？哼！还不是看到了漂亮的护士小姐姐穷嘚瑟？

管道终于连接好了，机器自检也合格了。小潇姐在孙诚母亲的两侧胳膊血管内各扎了一针，连上机器的管道，随着马达轻颤，殷红的血液从孙诚母亲右臂引出，欢畅地奔流着，沿着细细的管道征服一个又一个节点，各个检测节点的灯光也此起彼伏地闪烁着。不一会儿，干细胞收集袋中就有了第一抹浅红！分离出造血干细胞的其他血液组分又顺着导管回流到体内。

"太美了，太棒了！这个机器设计听说还获得过国际红点设计大奖呢！"技术控旭尧看得眼睛发亮，口水都快流出来了。

小潇姐还告诉我们，采集的过程中需要使用一种抗凝剂——枸橼酸钠，它能去除血浆中的钙离子，防止血液凝固，但也可能因此导致供者血液中缺钙，缺钙的最初表现就是手脚和皮肤发麻，严重了可能抽筋。因此在采集过程中需要及时补充葡萄糖酸钙。

采集造血干细胞的量，要根据病友的体重以及采集的效果来确定。采集过程中，供者的两个胳膊不能弯曲，否则可能影响血流，造成机器报警。想必会有点难受吧？但孙诚母亲的神情恬淡安详，仿佛非常享受和自豪，看着她那发自内心的、满足的笑容，我的心情也很放松，就陪她一起聊天、看电视。

采集结束后，那袋外周血造血干细胞被标记、称重、抽样检测，此时，孙诚母亲却提出想要看看那袋细胞。我从护士手中接过血袋，怀着神圣、虔诚的心情捧到她面前。孙诚母亲一把接过来，把血袋贴到脸上，随后又捂在胸口，仿若怀抱着一个新生儿，嘴里轻声哼唱着什么。许久，她目光深情，抬起头看着我说："你知道我有多开心吗？没想到，我还可以给诚儿第二次生命。"那一刻，我的眼泪差点决堤而出。

我明白，在大爱面前，任何不适和苦痛都是微不足道的。有缘去拯救别人，难道不是一种幸福吗？

如有神助，孙诚连日的高热在输注细胞前，竟奇迹般地消退了。检测后，这袋沉甸甸、满怀爱意的造血干细胞被输到孙诚体内。孙诚的母亲赶过来，隔玻璃看着他，陪他把这袋细胞输完。

母子俩隔窗相望，满脸幸福。我相信，爱一定能战胜病魔！

专家点评　捐献造血干细胞后注意事项：①要注意休息，调整好情绪，不可从事剧烈运动和重体力工作；②钙片要继续再吃上一周；③要适当补充高蛋白、高纤维素、铁和钙含量丰富的食物；④一周后还要复查血常规和随访医生，100%确保供者安康。

移植后多长时间供者细胞能够植入受者体内

下午，张老师给我们出了一道题目：造血干细胞移植（输注）后多长时间，供者细胞才能够植入受者体内？

我和旭尧连忙查文献、看资料，得知造血干细胞移植后，供者细胞植入受者体内并重建造血系统是移植成功的关键环节，造血系统的重新建立一般在干细胞输注后 2～4 周，植入的早期表现是外周血白细胞升高达到一定水平，通常以中性粒细胞 $> 0.5 \times 10^9$/L 作为标准。

张老师接着问："如果造血干细胞的来源不同，植入的时间会有不同吗？"

恰好刚刚看了文献，我连忙答道："来源不同，植入时间也会不同的。一般外周血造血干细胞移植造血恢复较快，植入时间在移植后 2 周内；骨髓移植的植入时间在移植后 2～4 周之间；脐带血移植后更慢一些，大约要在 3～4 周甚至更长时间后才可植入。无论自体移植还是异基因造血干细胞移植，造血功能恢复时间都与采集的造血干细胞数量和质量有关，一般要求 CD34$^+$ 细胞的最低数量大于 2×10^6/kg。但移植前长期接受化疗会损伤造血干细胞（自体移植时）及骨髓微环境，从而延迟造血的植入。另外，移植期间发生严重感染和严重营养不良等，都可能造成造血干细胞的植入延迟甚至植入失败。"

张老师对我的回答很满意，还向我们介绍说："按常规静脉输注的造血干细胞，绝大多数被阻滞在肺循环和肝脾内，文献报道，20 小时后仅有 1.56% 归巢至骨髓。有研究者就尝试经动脉输干细胞，或者干脆在骨髓内输注，但因为骨髓血窦和静脉系统间有大量的交通支，干细胞即使进入了骨髓，但难以在其中停留并种活。"

为了解决这个问题，张老师的团队创造性地研发了一种巧妙的细胞移植策略——磁力诱导细胞靶向移植（magnetism-induced cell target transplantation，MagIC-TT），并获得了国家基金课题，此策略可以诱导移植细胞在骨髓中靶向植活，在减少细胞输注量的同时促进造血重建，从而提高移植病友的存活率和促进康复。然而，科研就是十年磨一剑，从理念落地成具体的技术方案，其中还有很多细节需要打磨，大量的难题需要被攻克。听到这里，我和旭尧都跃跃欲试。

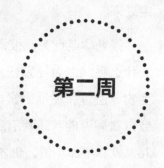

第 **10** 天

2018 年 1 月 18 日　星期四

天气：阵雨

白血病会遗传吗

白血病的病因是什么？会遗传吗

听说今天新收了个中年女病友。下午查房时，一走进病房我就看到靠窗的床上坐着一位中年妇女，微胖，午后的一缕阳光洒在她身上。这个"新房客"似乎并没有被病魔驾临搅得心神不定，她竟然在专心看书！

"这是何丽芬，刚从省立医院转来的，计划移植治疗。"听到张老师提到她，她微笑着抬起头，放下手中的书——血液病宣传册。

她带来的病历真厚，光是诊断就有：急性非淋巴细胞白血病—部分缓解（PR）、肝功能不全、肾功能不全、肺部真菌感染、高血压 3 级（极高危）组、Ⅱ型糖尿病、乙肝携带者……

何阿姨收起笑容，一脸认真地问："医生，白血病会遗传吗？我在这宣传册上找不到答案。"话音刚落，她的儿子就满头大汗地从门外走进来。

张老师点点头，很肯定地回答："白血病不传染！一般也不遗传！为什么呢？因为导致任何一种病的原因通常只有五类：物理、化学、生物、遗传和免疫因素。一般认为，白血病是后天获得的，只有极少数白血病可能与遗传有关；而且白血病总的发病率很低，才十万分之几，就算增加十倍，也才万分之几，和中彩票的机会差不多。"

"嗯嗯，那我就放心了。"她温柔地看着儿子，安心地点点头。

查完房后，何阿姨的儿子尾随我们来到办公室问道："医生，我妈这么多毛病，她能做造血干细胞移植吗？"

张老师回答说："我们要仔细评估再定，比如，良好的肾功能是异基因造血干细胞移植顺利实施的保证，因为多种造血干细胞移植中应用的药物都可能对肾功能有影响。因此，如果是肾功能严重损害的病友，就不能接受造血干细胞移植。但如果病友只是肾功能轻度受损，是可以耐受的，或者还可以进行减低预处理剂量的造血干细胞移植，又称为非清髓移植。肾功能损害者从现在开始就应注意药物和食物的选择，你平时要多注意你妈妈的规律作息，避免食用咸鱼、杨桃、咸菜等。移植后服用免疫抑制剂（俗称抗排斥药）等对肾功能有一定影响的药物时，一定要注意监测肾功能。"

可是，何阿姨身上那么多的问题，真的能行吗？我心底又生出一

注释： 有各种疾病和并发症的病友可以移植吗？

a. 乙肝病友能进行造血干细胞移植吗？

如果患有恶性血液病需要进行造血干细胞移植，但是又是乙型肝炎病毒感染康复期或携带者，那么在移植前必须行乙肝病毒 DNA 检查，阴性且肝功能正常或轻度升高者可进行移植；乙肝病毒 DNA 阳性病友，建议应用核苷类抗乙肝病毒药物（如拉米夫定等），使乙肝病毒 DNA 转阴，或拷贝数降低到适合移植要求的水平。

b. 白血病化疗期间发生过真菌感染，还能做移植吗？

经过临床治疗，真菌感染已经得到了有效的控制，在继续接受有效抗真菌治疗的情况下，是可以进行造血干细胞移植（骨髓移植）的，但是在移植过程中还需要定期进行肺部 CT 监测。

股无力感。迟暮的夕阳缓缓落在电脑旁厚重的医学书丛里，变得那么强烈和刺目！

造血干细胞移植整体计划

自体移植

$$病友 \rightarrow 采集\ HSC \rightarrow 预处理 \xrightarrow{输注\ HSC} 造血和免疫重建 \rightarrow 移植后并发症的预防与治疗$$

异体移植

$$病友 \rightarrow 预处理 \xrightarrow{输注\ HSC} 造血和免疫重建 \rightarrow 移植后并发症的预防与治疗$$

$$供者 \rightarrow 采集\ HSC \nearrow$$

造血干细胞移植整体计划

专家点评　白血病可以分为急性白血病和慢性白血病，而急性白血病又分为急性淋巴细胞性白血病和急性非淋巴细胞性（又称急性髓细胞性）白血病两大类，同样，慢性白血病也可以分为淋巴和非淋巴两大类。与遗传相关的白血病主要在儿童病友身上发生。

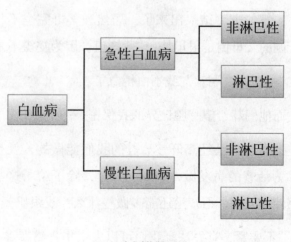

白血病的分型

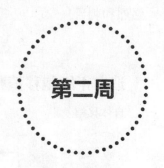

第二周

第**11**天

2018 年 1 月 19 日　星期五

天气：阴

无关供者移植

无关供者异基因造血干细胞移植是什么

雯雯的配型结果出来了，居然和父母完全不相合。面对我们的疑虑，她的父母倒是很坦然："我知道，因为雯雯不是我们亲生的。"

"那怎么办啊？"我不由得急了。

而他们却希望一脸诧异的我保密……

逝去的人已经离开，活着的我们能做的，就是尽力好好活着，尽量多为活着的病友做一些事。只是，除了给予这些正遭受着苦难的病友陪伴与鼓励，不知道还能多做些什么？我跟旭尧一直在思索着。

"不要紧，有办法。我们可以去中华骨髓库寻找，中华骨髓库里已经有 234 万供者了，应该能找到；或者还可以去（中国）台湾慈济骨髓库找。"张老师说。

晚餐的时候，我走在探视走廊上，看到孙诚刚出院的妻子抱着出生不久的儿子来看他。

孙诚疲倦的脸上露着笑容："老婆，这么多年来，我总是忙着生意，很少陪你，你怪我吗？"妻子擦了擦眼角的泪水："怎么会！你为这个家夜以继日地工作，我都看在眼里呢，我也很心疼你啊。答应我，为了我和孩子，还有咱妈，一定要快点好起来，好吗？"

"嗯，我想出院后先和咱妈回一趟老家，她已经念叨好多次了。自从把咱妈接到广州之后，她总是提起老家的亲人邻居，提起她祖父种下的老槐树，小时候我还经常爬上去玩呢。也不知道栓子现在怎样了，有点想念小时候和他一起去河边捉鱼的日子了……"

妻子双眼湿润："等你出院了，我们一家人一起回去。"

"要是身体可以的话，我想去好好（孙诚的女儿）的学校，参加她高考前的成人礼。以前自己只想拼命挣钱，现在才发现，不能只给她好的生活条件，却缺席了她的成长！"

"你的辛苦，闺女都知道，不怪你。"妻子再也控制不住自己的泪水……

移植病房里突然响起来一个甜美的女声，那是移植病房的广播时间。"亲爱的爸爸，我是孙好。今天是您新生的第二天，奶奶说，这是她又把您生了一遍。真没想到啊，爸爸您会今天出生，那不是比弟弟还小了，太好玩了。您看到窗外我送给您的礼物了吗？小花盆里是我新种的小苗，它会陪着您，跟您体内的干细胞一起生长，给您带来希望！祝您生日快乐！最后给您唱一首我最喜欢的歌，张韶涵《隐形的翅膀》：每一次，都在孤单徘徊中坚强……"

"我终于，看到，所有梦想都开花……"歌声飘荡着，整个病房洋溢着温馨。

在移植这座孤岛上，病友们只能孤军奋战，很多时候，他们的求生欲望很强，但意志力却很薄弱。所以，哪怕是您一通鼓励的电话、一份精心准备的点心、一个会心的微笑或是一抹翠绿的嫩芽，都能为他们带来寄托，播种希望。

专家点评

异基因造血干细胞移植，就是指采用健康供者的造血干细胞进行移植来治疗和治愈疾病的方法。如果供者和病友之间有亲缘关系，则称为亲缘供者造血干细胞移植；如果造血干细胞由其他非亲缘供者提供，则称为无关供者造血干细胞移植。无论是哪一种移植，都需要进行人类白细胞抗原（HLA）检测，其中 HLA-A、HLA-B、HLA-DR 位点相合最为重要。

异基因造血干细胞移植可以治疗多种血液系统良恶性疾病和其他疾病，具体包括急性髓细胞白血病、急性淋巴细胞白血病、骨髓增生异常综合征、骨髓增殖性疾病、淋巴瘤、实体瘤、重型再生障碍性贫血、地中海贫血以及自身免疫性疾病等。

不管是亲缘还是无关异基因造血干细胞移植，都可能出现感染、移植物抗宿主病、口腔黏膜糜烂和出血性膀胱炎等移植相关的并发症。

除了移植物抗宿主病（GVHD）外，受者体内残余的 T 细胞和自然杀伤细胞还可以把输到受者体内的供者造血干细胞作为异物进行攻击，从而发生移植物被排斥（Rejection）。不过，在异基因造血干细胞移植过程中，不过移植入病友体内的 T 细胞、自然杀伤细胞等免疫细胞还有抗肿瘤的作用，被称为移植抗肿瘤作用或移植物抗白血病作用（GVT 或 GVL）。

筹备血缘志愿服务队寒假集训

正当我感动于孙诚一家的温馨氛围时，手机突然震了一下，原来是血缘志愿服务队关于报名寒假集训的通知，集训内容非常丰富——有科研培训及选拔、科普书编写、关爱老教授志愿活动、南方医院实践活动，趣味医学视频拍摄五大项目。

志愿服务队引入专业医疗志工，构建 PHS 三方共赢的新型医疗服务模式和医疗品质改进模式，提高医疗的可及性和医疗品质。而假期集训，就是志愿服务队给其中的"S"（医学生为主的专业医疗志工）构建的一个培训平台。每个假期，志愿服务队都会通过集训筛选培养一批新鲜的"血液"，保持团队的活力。

中午利用午休时间填好报名表发到团队邮箱，不久，就收到了服务队要求报名者在集训开始前阅读完两本书——《癌症传》和《从优秀到卓越》并撰写读后感的通知。

突如其来的任务让我意识到，志愿服务队集训是玩真的，好期待。

第**12**天

2018 年 1 月 20 日　星期六

天气：多云

如何选择移植供者

造血干细胞移植供者如何选择

今天上午，医院请来了黄教授等几位著名的血液科专家做学术交流。在这次活动中，最精彩的环节就要数"造血干细胞相关供者的选择"的大辩论了，医学大咖们旁征博引，唇枪舌剑，好些观点针锋相对。对于我们这些学生（吃瓜群众）而言，如同看高手华山论剑，明知高潮迭起，却又听得云里雾里。嗨，不管了！反正就看气场和颜值好了！大家毫不吝惜阵阵掌声。最后，我囫囵吞枣地听进去的有几点：

（1）造血干细胞移植供者有年龄限制吗？

一般而言，15 岁到 60 岁的健康男、女都可以捐献造血干细胞。对于年龄小于 15 岁或大于 60 岁的供者，医师会再集体讨论，确保供者的安全。

（2）病友有多个单倍体相合供者时，选择谁比较合适？

对于单倍体相合造血干细胞移植（比如父母和子女之间的移植）而言，年轻供者好于年长者，男性供者好于女性供者，父亲好于母亲。

（3）健康供者一次能捐献多少造血干细胞？

健康供者一次捐献外周血造血干细胞约为 150～300ml，捐献骨髓约为 1000～1500ml（会提前储备自体血，以保证安全，但目前对中华骨髓库供者已不采集骨髓细胞了），以满足临床的需求。

（4）移植配型是什么？

做移植时，需要对供、受者进行白细胞抗原（HLA）配型，就像配钥匙一样。HLA 配型和通常所说的 ABO 血型系统完全不同。现在可以用精准的基因分析技术对比供受者的基因序列，来实现高精度的配型。配型的精度与移植后的康复效果和生存质量密切相关。

专家点评　适合做供者的人群应具备如下条件：
（1）符合异基因移植所需的 HLA 配型要求，例如：供受者为 HLA 全相合同胞、HLA 全相合无关供者，或 HLA 半相合（单倍型相合）亲缘供者等。
（2）健康体检评估其可以耐受造血干细胞采集。
（3）无严重心、肝、肾疾病，无精神性疾病，可以充分理解和配合造血干细胞采集全过程。
（4）要求供者无肿瘤、传染病、遗传病史及活动性感染等。

地中海贫血也可以用移植治疗么

下午，轩轩一家人和张老师就"选取哪个家属作为移植供者"进行讨论。

轩轩的大姐第一个站出来："我是大姐，理应承担更多的责任，让我去吧。"

轩轩妈妈抬头说："可是你才刚生完孩子不久啊。张医生，这会影响移植吗？"张老师点了点头，告诉大家如果女性供者刚生过孩子，可能导致移植物抗宿主病发生的机会增加，因此最好换其他供者。

看到大姐不行，三姐也主动请缨。

"可是，你和轩轩血型不合啊。"轩轩爸爸已然是专家了。

张老师解释道："确实，血型相合也是移植需要考虑的重要方面。"随后，他翻开一摞检验资料："而且，轩轩和三姐都有地中海贫血，而二姐没有，加上二姐和轩轩 HLA 配型相同，血型也相同，所以，二姐作为供者更好。移植成功后，不仅可以治疗轩轩的白血病，同时还可能同时治愈他的地中海贫血，一举两得。"

轩轩爸爸又惊又喜："难怪这些年，一直觉得轩轩脸色苍白，原来是有地中海贫血！我也听说移植能够根治地中海贫血，我们非常愿意去试一试。"

张老师点了点头，继续说："目前异基因造血干细胞（骨髓移植）是根治地中海贫血的唯一方法，经过移植专家组讨论，也建议让轩轩二姐作为供者。你们觉得怎么样？"大家都点头赞同。

"不过下午的移植谈话，轩轩也要参加！毕竟，移植是高风险的治疗，很多事需要轩轩自己明白，别人根本替代不了。"

轩轩妈妈转身握紧了丈夫的手，说："我们的宝贝，轩轩一定可以熬过这关的！"

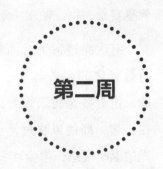
第 **13** 天

2018 年 1 月 21 日　星期日

天气: 阴

难得的休息

顺德游记

　　今天是周末，张老师给我们放了两天假，我便带着旭尧回顺德校区参观。时光飞逝，恍惚间进入大学已经三年了，最美妙的两年便是在这度过的。"博学笃行，尚德济世"的校训刻在进门石碑处，无论何时，这里都是那么迷人，勾起了我的回忆……

春

　　"恻恻轻寒翦翦风，小梅飘雪杏花红。夜深斜搭秋千索，楼阁朦胧烟雨中。"

碧云桥，景湖畔，每一个角落都让人留恋；从凌云塔俯瞰，到芙蓉亭赏景，每一帧眼中所见都值得被珍藏……

有次路过宿舍对面的一大片草丛，不自觉地停下脚步。只见树干与灯柱之间牵着绳子，晾着几床被子。有蓝黑条纹的，有灰白格子的，也有些是我未曾看到过的样式，还有些席子毯子被安安静静地挂在一边，即使风吹过，也只是微微摆动。暴晒过的棉被有卷着午后阳光的温暖气息，像尘埃一样，漾在空气中，透露出几丝家的温暖。

宿舍楼下的宿管阿姨总是在椅子里头坐着，不抬头，不说话，像是被时间静止了一般。有次路过，我们俩目光意外地重合在一起，我先是一愣，随后便笑开了，笑着笑着，不经意间看到，她目光冉冉，也笑了。

于是我和宿管阿姨就这样认识，以后每次路过宿舍楼下，总是免不了与她扯几句闲话，有时清闲就一起拉拉家常，日子也这样过得平静而美好。

春天沿途铺满的油菜花，傍晚校道播放的广播，全是不经意间写下的一字一句，待我年复一年地品读……

夏

"绿树阴浓夏日长，楼台倒影入池塘。"

炎炎夏日，我最偏爱那片景湖。景湖位于校区的西北面，水域比较大，但是它很安静，倒也不是一潭死水，只是它的安静让我感受到一种包容万物的胸怀，沉稳而博大。微风吹过，湖面波光粼粼，在阳光下一闪一闪，耀眼到让人无法直视。湖边种着几株烟柳，姿态优美，有着唐诗宋词中特有的婉约，随风舞动的细长枝条暧昧地拂过路人的脸庞，再依依不舍地收回，反反复复，表达内心的依恋。

若是运气足够好，就可以看到湖中鲤鱼跳出湖面的景象，那一个瞬间——鲤鱼用力一摆尾巴，向上一冲，鱼身摆动，在空中完成一个完美的转身，随后又遁入水中，不见踪影，只余下几朵水花，让人浮想联翩。

那是白天的景湖，夜里的景湖也有着令人惊心动魄的魅力。每当夜深人静的时候，走在虹桥上，看着远处的灯火交相辉映，望着景湖岸边树影婆娑，听着风吹过凌云塔屋檐下的风铃时传来的一阵阵清脆悦耳的银铃声，仿佛有一双手把心里的焦躁慢慢地抚平，最后不留一丝痕迹，倒是能体会到"叶上初阳干宿雨，水面清圆，一一风荷举"般的宁静。

秋

"被酒莫惊春睡重，赌书消得泼茶香，当时只道是寻常。"

金秋，满城雨水。公交轻轻驶过水泥路，两边树木群居，隐隐的樟木香拂过车窗，微微平缓我内心的激荡。初次见到这个与我共度人生中两年最美好时光的地方，便不后悔。

秋天的早晨总有阵阵寒意，看着像被细碎金缕织成的薄纱笼罩着的静谧的校园，感觉自己远离了一切喧嚣浮躁，心中一片静好，也不禁感慨时光荏苒，这里已经是我新的归属了啊！

夜幕降临，暗淡的白炽灯散散洒洒，整片校园昏沉寂静。看着虹桥弯下的背脊，它昭示时代的更迭，每根石柱都留下了过客的轻抚。塔峰之高，悬于桥上，尚有凛然孤傲之气，砂红的石墙，古朴厚重，铃铛清脆唤起梦中生灵。从远处看，绚丽的灯光从瓷白的地面散出，是足底划出的绚烂，五光十色，随着轮滑者的游动映入每个人黝黑的眼眸，夺目亮丽。星星光芒堆积一地，在漆黑夜幕下，显得格外灵动可爱。

冬

"风送清筇。更引轻烟淡淡遮。抱墙溪水弯环碧，月色清华。"

冷风起，冬将至，初逢一叶知秋，瞬即随风而去。彼时大一的我忙碌于社团与学习，还没来得及适应，却已立冬。无奈时光发垂柳，檐瓦晦暗昼夜间。独自走在清辉路，欣赏着浪尖鼓鸣，雷动促龙舟；云霞雕色，荷亭箫笛语。碧瓦红墙紫金顶，飞檐重阁光影行，层层叠叠的砖瓦似我过往，勾起满心思绪。从不知道今天会忙到多晚，只知道此时碧云得月的日子，也是十分美妙的。

如今已大三的我，是如此害怕时间的流逝，所以只能小心翼翼地欣赏你的美，生怕一晃神，在大学的时光便悄悄溜走。还好，从你身边路过的回忆是带不走的，大概也只有勇攀医学高峰，才能不负光阴不负卿，在别人问起来时，可以骄傲地讲一句你的名字。

不论外界的纷纷扰扰，不论她/他钩心斗角，不论前方路途遥远，在这片土地上，即将绽放我们对梦想的努力与兑现，它或美，或繁，或寂。拂过红尘薄薄的帘幕，你依旧惊艳，落墨在我的心底，成了此生最深的痴恋。

医学路上的彷徨

顺德校园里漫步，我和旭尧走到秋实堂，踏着脚下的叶子，我愿拥抱此刻的真实。

草地上，阳光明媚，白云悠悠，我和旭尧并排躺着。

"我们已经见习 13 天了吧？"

"嗯，过得好快啊，而且每天跟打仗一样。"

在医院里每天看着生与死，阅读着人性的美与丑，回想起那些在学校里熬夜啃大砖头课本、自以为苦不堪言的日子，简直就是"医学幼儿园"。学医三年，离毕业越来越近，我却觉得离梦想越来越远了——自己根本啥也不会嘛！

五年本科毕业后还要三年规培，等到能做医生时都快 30 岁了，据说可能还要数年专培。

网上疯传的年度最佳微小说不是说：

"等读完医，我就回来跟你结婚。

她听完，心里咯噔一下，她想，这大概是最委婉的诀别。"

呵呵！

但最让我心寒的是，朋友圈里经常看到大家转发的某某医生护士被打被砍的伤医事件新闻，这社会究竟怎么了？心底突然涌起的难以言喻的情绪，铺天盖地，把我淹没。医生本该是病友健康的守护神，是最希望病友好的人，为什么被如此污名化？如此恶劣的环境，让我们这医学之路该如何走下去？

要命的是，旭尧竟然特别羡慕我忙！他说以前一直浑浑噩噩地、本能地活着。他认为，我这样一个有梦想又很努力的人，一定是最幸福的——鸡同鸭讲，懒得理他！

他又说在见习的这两周，他活得特别鲜亮。因为医生们在抢救生命，而他在帮他们，为活生生的生命工作，特有意义！"你说，要有死神的话，他一定最恨医生和我们了，今晚梦里我可得好好和他聊聊，瞧他那副气得要死的死脸，多有趣啊！"他大笑起来。

旭尧的称赞令我脸红，但我知道他是真诚的。能被"高富帅"崇拜的感觉也真好！而我也不由被他无厘头的笑感染！

"对，坚持下去，一切都会好起来的。"像回答旭尧，更像是回答自己。就像是天上的乌云再黑，头顶的暴雨再大，也终究会天晴。生命就是一次旅行，有梦想，在路上。

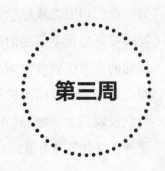

第**15**天

2018 年 1 月 23 日　星期二

天气：阴

《癌症传》读后感

读《癌症传》有感

　　我花了一天半的时间，连夜重读了团队集训的必读书《癌症传》。作者以巧妙的方式，生动地记叙了人类与癌症战斗的历史——对其认识的不断深入、临床疗法的推陈出新，直至全社会广泛参与防治，令人惊叹又动容。

　　"文明并没有导致癌症，而是通过延长人类的寿命，暴露了癌症。"正因如此，才使之成为真正不可忽视的医疗难题。癌症因其极其复杂的特性，始终是医学研究的热点与难点。我们研究的越多，发现癌症越深不可测。

　　我们一直想赢：从最原始的外科方法攻击，到 19 世纪外科医生所采用的日益激进、令人战栗的根治手术；从居里夫妇发现镭而开始放射治疗，到因二战化学武器而衍生针对癌细胞的化学战——法伯以甲氨蝶呤开启化学药物治疗急淋白血病的先河；从"神仙教母"拉斯克发起的全国抗癌政治运动，到引入统计学发现环境因素和生活习惯与癌症的联系，进而研发乙肝疫苗降低乙肝后肝癌发病率，应用 X 射线早期发现妇女乳腺癌……抗击癌症决不仅仅是医生的事。因此，我们要善于整合各种力量！

于是，我也似乎更加理解我们团队"PHS 共赢"的理念了。

我记得书中记录着：今日母亲还瞧着自己的孩子在病房中开心地玩耍，第二天便看见孩子的床位空空如也时的悲凉——我感同身受。就如李涵的离去。因为经受过生命从自己手中流逝却无能为力的痛苦，医生们更加坚定了与癌症殊死搏斗的决心！

有时候，不是我们没有努力，而是对手太强大。但我们不会认输，无论还要多少年，我们都会继续和癌症抗争，而且一定会赢！

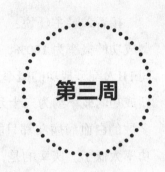

第16天

2018年1月24日　星期三

天气：多云转晴

爱与公益（团队集训1）

不同情况的 HLA 配型成功概率不同

　　今天是寒假集训的第一天，早上八点，我们怀着激动的心情参加了简短而隆重的开营仪式。

　　校团委段书记首先发言："血缘服务队这些年的成果大家都是有目共睹的。从创建以来，血缘服务队和我们医院、学校团委携手合作，从仅仅有十几个志愿者的队伍逐渐发展成上千人的志愿者队伍。在这期间，志愿队的观念主旨'PHS共赢模式'得到了广大的认可和支持。一路来，大家从零开始致力于志愿服务，努力拼搏，在去年也迎来收获和回报——血缘服务队荣获省级优秀学生社团、全国大学生挑战杯省赛金奖、全国赛银奖、'中国健康总评榜'医疗服务创新先锋奖等。

希望你们今年能够再接再厉，再创辉煌！"

　　接着，吴主任说："我们知道同卵（同基因）双胞胎之间 HLA 配型成功的概率为 100%，非同卵（异基因）双胞胎之间或亲生兄弟姐妹间 HLA 配型成功的概率为 25%。而人类非血缘关系的人群中，HLA 配型成功的概率约为二十万分之一（几万分之一到几十万分之一）。而大多数的白血病病友都只能从非血缘关系的人群中寻找配型，这样的成功率太低了。庆幸的是，截至 2016 年 12 月 31 日，中华骨髓库入库志愿者数据已经突破了 234 万人份。另外，（中国）台湾慈济骨髓库还有 20 多万志愿者。这对于我国广大民众，尤其是独生子女而言，是一道重要的生命防线。我们希望和血缘服务队一起，再创辉煌，为更多有需要的人提供保护。"

为什么要启动造血干细胞—血小板双供者计划

接着，骨髓库的吴主任和医院团委陈书记共同为"中华骨髓库 ×× 大学 ×× 医院联合采样点"揭牌，启动"血小板—造血干细胞双供者计划"——利用捐献血小板和捐献造血干细胞人群的重叠性，积极鼓励骨髓库志愿者同时成为捐献血小板的志愿者，同时也在捐献血小板的志愿者中招募中华骨髓库志愿者。

吴主任和骨髓库的资深志愿者娟姐都提到，中华骨髓库面临两个难题：志愿者流失和临时悔捐（本来答应捐献造血干细胞的志愿者，有约 20% 的反悔率／悔捐率），也就是说每 100 个幸运地找到了造血干细胞供者的病友中，就大约会有 20 个因为志愿者悔捐，从天堂又被打入地狱！

由此我想到了孙诚。明明看到了生的机会却眨眼又擦肩而过，这对这些病友们的打击有多大啊！因为志愿者临时无法捐献，尽管启动预备方案，但距离输细胞已经 1 周了，孙诚的造血却至今没有完全恢复。此时此刻，他嘴唇干裂、脸庞消瘦、眉头紧锁，如同探视窗口那个干瘪的苹果，已经完全失去了之前的神采。而他的母亲、妻子只能在窗外整日整日地呆坐着。

娟姐说："芸芸众生之中，可能要等候几十年，你才能找到一个和你 HLA 配型完全相同的有缘人，这不仅是病友的幸运，也是志愿者的幸运。如果能成功捐献可以再生的造血干细胞，拯救的不仅仅是一条鲜活的生命，还是一家人的幸福！你们知道么？英雄！我感谢你！

"以前，我心情郁闷、疾病缠身，但做上这个骨髓库的志愿者之后，每天都觉得在救人性命，每天都很开心！甚至那些毛病也在不知不觉中好了。"

"说的好！"张老师不知何时坐在观众席上，他提前结束了早上的门诊，匆匆赶过来。张老师接下来说的话更让我认同："其实我非常理解那些'悔捐'的志愿者。毕竟无关供者 HLA 配型的成功率只有

1/200 000。当年亲笔签署同意书的那个瞬间，我可能是自愿并自豪的；但当几十年后，丰满的理想已被骨感的现实磨得遍体鳞伤、身体也大不如前，这个时候，在社会诚信制度不那么强的情况下，一个陌生的电话就要我付出这么多，谁不会有点犹豫？所以，这恐怕不是个人品德问题，是系统的问题，要从系统上解决。

"既然无法解决登记与捐献间隔时间过长的问题，除了常规方法外，还要从志愿者招募、维持（增值服务）流程和骨髓库管理结构上改进。在我们医院建立联合采样点就提供这样的可能——比如我们可以通过病友故事分享、情境模拟（虚拟现实技术）和医院实地探访等，不断加强志愿者捐献的决心，这肯定比简单的宣讲效果好得多。再比如，我们可以利用拥有的医疗、教学等资源，通过健康宣教、定期体检和提供就医便利等增值服务，加强和志愿者之间的互动，增加对骨髓库和医院的认同感。此外，我们还可以鼓励骨髓库志愿者同时成为捐献血小板的志愿者（即双供者计划），如果平时可以捐献血小板，他们都是很有爱心的健康人，就不用等几十年才完成救人的心愿，而且捐献血小板的流程与捐献造血干细胞的流程有95%的相似性，因此一旦需要，他们一定会很有信心，积极地捐献造血干细胞。"

听完张老师的讲课，麦师姐微笑着对我们说："你们往后还会参加各项培训，还要学习急救技能等。尽管加入血缘服务队、加入科研组的考察要求有那么多，听起来几乎是不近情理的要求，但是相信经过这段时间以及接下来的培训和学习，你们收获的不仅仅是这些技能、知识那么简单。作为过来人，我可是收获颇丰呢。"

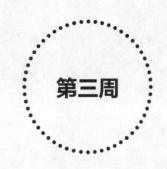

第**17**天

2018 年 1 月 25 日　星期四

天气：多云

"PDCA" 原则是什么（团队集训 2）

"PDCA" 原则是什么

早上集训时，一组队员在小组展示时套用管理学的 PDCA，表演了一场如何追女朋友的 "PDCA" 舞台剧，笑得大家前仰后合。没想到，今天下午，现实版也上演了。

"PDCA" 原则，即计划（PLAN）、行动（DO）、检查（CHECK）和标准化（ACTION）。PLAN 就是活动主题、计划、方策的选定；DO 就是最佳方策的实施；CHECK 是效果的确认，一个活动的进行需要确认其成果，以确保活动的目标与意义顺利实行，最好用可以定量或半定量的指标测量；最后的 ACTION，强调的是总结、标准化、检讨与改进。我们不仅仅需要去落实行动，更重要的是要及时总结和标准化，追求在下次在做同类事情时能够保持至少同样的品质，精益求精！

第三周

第**18**天

2018 年 1 月 26 日　星期五

天气: 阴

移植能治疗什么病（团队集训 3）

造血干细胞移植能治疗哪些病

今天是集训第三天，我简单记录如下：

造血干细胞移植能治哪些病呢？其实，这个问题可以从最近几十年中移植治疗的病种变化来看。直至二十世纪末，乳腺癌和小细胞肺癌这样的实体肿瘤都是移植治疗最多的疾病，因为通过增加化疗剂量可以有效杀伤肿瘤，但随着针对这些肿瘤特异性靶向药物的出现，它们已经渐渐不需要做移植了。类似情况也发生在慢性粒细胞白血病，这曾是移植的主要病种。然而，随着一些新型靶向药物如伊马替尼（格列卫）的出现，服药的效果更好，因此也不要做移植了。那么，随着时间的变化，移植还能治什么病呢？

总体来说，移植可以治疗三类疾病。第一类是恶性肿瘤，包括白血病等血癌，治疗机制是它们对化疗和 / 或放疗比较敏感，通过增加剂量，移植可以起到更好的杀伤效果。

第二类是一些遗传病，比如地中海贫血，以及其他累及造血和免疫系统的疾病，通过更新宿主的造血系统和免疫系统起到治疗作用。除了地中海贫血外，还有先天性重症免疫缺陷（SCID）、累及神经发育的戈谢病等。

第三类就是自身免疫病。因为移植要重启免疫系统，如同电脑死机后的重新启动，对某些自身免疫病有特别疗效，比如系统性红斑狼疮、天疱疮等。当然也包括民众最近非常关注的移植治愈艾滋病，其实这个案例在做移植的时候，选用了一位特殊的供者，不仅供受者之间 HLA 配型相合，供者的白细胞表面抗原基因还有突变，使得供者细胞不会被艾滋病病毒感染，于是使用这类供者的造血干细胞进行移植，就可以避免受者体内艾滋病病毒的扩增，为我们治愈这类的疾病带来希望。

随着新药和新技术的发展，移植还会有更广阔的用途。

第三周

第**19**天

2018 年 1 月 27 日　星期六

天气: 多云

创新公益（团队集训 4 ）

创新公益

今天是集训的第四天，课程丰富多样。当队员们陆陆续续来到教室时，一个扶着横拐的年轻女子在一位中年妇女的陪同下走进教室。原来她是一个接受中华骨髓库无关供者移植后 3 年的病友。当她分享心路历程时，她那两鬓发白的母亲不止一次偷偷抹掉眼角的泪水。虽然因为疾病变得有点瘦弱，但她的态度坚定，充满了正能量，还笑道："你看我移植后长出的头发，卷卷的，亮亮的，黑黑的，真的超漂亮的！"掌声雷动。

随后，张老师也讲起了李涵的故事："李涵有三个愿望：上大学，做医疗志工，以及用亲身经历写一本书帮助他人。然而，她意外地离去了。那么，我们能不能一起帮她写完这本书呢？"

张老师娓娓道来："爱，就是公益。公益最重要的是募心！医学不仅仅是一门科学，更是人文关怀。作为一名医生，让爱活下去，是我们的使命。医疗，是解决问题；科研，是创造性地解决问题。然而，没有哪种创造是容易的，如果我们只是功利地对待医疗和科研，我们充其量只能成为医匠；但若带着爱和公益的心，就能坚韧不拔、勇往直前，甚至成为一名医学大师。爱与科研，是我们团队的核心所在。服务队因血结缘，我们的终极目标不仅是缓解血荒，更希望通过引入 S（学生 / 社会）等第三方力量，在结果、流程和结构上改善医疗生态，实现 PHS 三方共赢！"

我想起来裴一中先生曾说过的一句话：学不贯古今，识不通天人，才不近仙，德不近佛者，宁耕田织布取衣食耳，断不可作医以误世！

徽章上，"血缘"二字鲜红锃亮。随后的培训和考核并不简单，但每个人都精神抖擞。

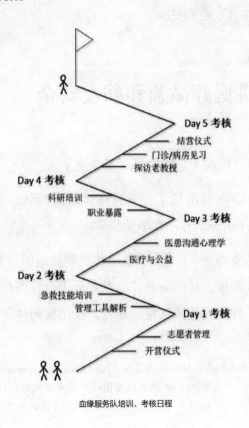

Day 5 考核
— 结营仪式
— 门诊/病房见习
— 探访老教授
Day 4 考核
科研培训
职业暴露
Day 3 考核
— 医患沟通心理学
— 医疗与公益
Day 2 考核
急救技能培训
管理工具解析
Day 1 考核
— 志愿者管理
— 开营仪式

血缘服务队培训、考核日程

第三周

第20天

2018年1月28日　星期日

天气：小雨

医疗品质真重要

为什么要讲医疗品质和病友安全

早上八点半，医院十二楼会议厅里坐满了人。

9点钟，CEO准时出场了，一身得体的黑西装，干练、简洁、健康、睿智（的头顶），享有一大串荣誉头衔。

国际医疗品质协会（ISQua）是个非营利性组织，是国际医疗品质领域的顶尖学术机构，其使命是"激励和促进全球医疗健康和安全"，据说还负责JCI[1]评定机构的认定。总之，很厉害的样子。

1　JCI是国际医疗卫生机构认证联合委员会（Joint Commission on Accreditation of Healthcare Organizations，简称JCAHO）用于对美国以外的医疗机构进行认证的附属机构。据JCI官网公布，截至2018年1月，中国大陆通过JCI认证的医院已近百家。

CEO 对我们的志愿服务团队很熟悉，夸奖我们是"proud and joy（自豪而快乐的）"，这让我兴奋了好久，自动把自己和讲台上这个风度翩翩的老先生归为同类，忘记了彼此间的差距，兴致也跟着高了起来。

医疗安全是医疗品质的基石，没有安全，何来质量？而医疗品质的关键是"以人为本"——人，既包括被服务者（病友），也包括提供服务的医务人员。换句话说，如果医务人员的安全都得不到保障，他们又如何能服务好病友，如何提升医疗品质呢？如果医生时刻担心着被打被杀，哪里会有好的医疗品质呢？说得太对了。

提高品质需要不断创新和改变，CEO 又对改变的必要性、如何改变等等进行了说明。他指出，培训，包括对医学生的培训是提升医疗品质的重中之重。

"We cannot do this alone, we need to learn from each other, but not simply copy, context is the key——我们不能一个人蛮干，我们需要互相学习，但不是生搬硬套，灵活应变才是关键。"

很多内容，闻所未闻。我和大家一样都有些激动。会场里寂静无声，但思想碰撞和灵魂成长却达到了高潮。我有些明了接下来需要怎样走下去了。

第四周

第**25**天

2018 年 2 月 2 日　星期五

天气：小雨

心理调节与化疗知识

白细胞化疗未缓解怎么办

雯雯今天的骨穿结果令人崩溃——肿瘤细胞一点没少，未缓解（NR）。造血干细胞移植成了雯雯唯一的出路！

前几周，我们已经将雯雯的 HLA 分型报告单和相关资料提交给中华骨髓库了。雯雯母亲每天都要问好几遍："骨髓库那边有消息吗？"然而，这么多天了，一直没有结果。孙诚的前车之鉴，更让人心里没底。

准备下班时，小潇姐突然跑来叫住我们："找到了！找到了！"她过于兴奋，一时讲不下去，我和旭尧却心有灵犀。

"是骨髓库吗？雯雯的供者吗？是不是？是不是？"旭尧兴奋地晃着小潇姐的肩，有些失态。

"对对对！骨髓库刚才打电话过来说找到志愿者了。他们说，马上放假了，他们不想耽误病情，就加班加点赶发了这批配对结果。"

Yeah！新年快来了，希望也终于来了！我也兴奋地跳起来。

旭尧拉着我直奔张老师办公室。

张老师正在填写《病情简介表》，准备反馈给中华骨髓库，他双手轻快地敲打着键盘，一刻也不想耽误。

"我们要不要把这个好消息告诉雯雯？"旭尧问张老师。

"我想去……"我知道雯雯应该会很开心的。

"当然要告诉雯雯啦，这是多开心的事情。但是你们也要告诉她，接下来还有志愿者的体检及其他流程[1]，还有很多不确定因素。"张老师说。

1　中华骨髓库供者检索流程

a. 初次检索阶段：医院或病友填写检索配型申请表等，与病友 HLA 分型报告单一起提交给中华骨髓库申请检索，骨髓库进入检索查询程序，将检索情况反馈给申请者。如有符合的志愿捐献者即进行联系。若病友初次没有检索到合适的志愿者，中华骨髓库将保存该病友的资料一年，定期为病友再检索。

b. 志愿捐献者再动员阶段：骨髓库根据移植医院选择的志愿捐献者，进行志愿捐献者再动员。

c. 高分辨检测阶段：如志愿捐献者同意捐献，骨髓库通知移植医院将病友血样寄往指定的高分辨实验室，并安排抽取志愿捐献者血样寄往相应实验室，进行高分辨检测分型。

d. 捐献者体检阶段：如高分辨检测结果符合移植要求，骨髓库即可安排志愿捐献者进行体检。

e. 采集及相关工作阶段：移植医院根据病友病情及志愿捐献者体检情况，制定移植计划，提交骨髓库。骨髓库根据病友移植计划联系采集医院制定采集计划，并根据采集日程安排，陪同志愿捐献者到指定采集医院进行造血干细胞动员及采集。造血干细胞采集后，与移植医院进行交接，供给病友移植。

f. 随访阶段：骨髓库在病友移植后 100 天、1 年、2 年向移植医院发出《病友随访表》，并对捐献者进行定期随访及表彰。

我们抑制不住内心的狂喜，赶忙跑去告诉雯雯这个好消息。

我快马加鞭地跑出办公室，不料还是旭尧抢先一步告诉雯雯，进门就看见雯雯开心地笑着。这实在是天大的好消息，雯雯应该能暂时忘记化疗未缓解的悲伤吧！

专家点评　　白血病未缓解（NR）是以初发病的骨髓白血病细胞比例为对照，如果化疗后白血病细胞比例下降不足50%，则称为未缓解（NR）；如果下降大于50%，但骨髓中总的白血病细胞仍在5%以上，称为部分缓解（PR）；如果骨髓中总的白血病细胞在5%以下，称为完全缓解（CR）。不过，目前已经有了比骨髓形态学的5%标准更精确的衡量手段，包括流式细胞技术、定量PCR和基因测序等技术，对白血病细胞的含量可以检测到百分之一、万分之一甚至百万分之一的水平。

白血病化疗2：红药水和蓝精灵是什么

当晚，雯雯已经开始化疗了，蓝色的液体正顺着管道流入她的身体，她的母亲沉默地坐在一旁，满脸忧虑和疼惜。

可雯雯现在为什么要用"蓝精灵"呢？她之前明明用的是"红药水"啊！

查完文献，我才知道，蓝精灵（米托蒽醌，MIT）与红药水（柔红霉素，DNR）对急性白血病均有良好疗效，但机制略有不同。雯雯第一次化疗选择的以 DNR 为主的联合化疗方案，是国际标准方案；而以 MIT 为主的联合化疗方案心脏毒性较强，感染发生率较高，但对于第一次化疗未缓解的病友，再次诱导缓解率较高。如两次化疗仍未缓解，则称为难治性白血病，移植将是唯一根治的手段。

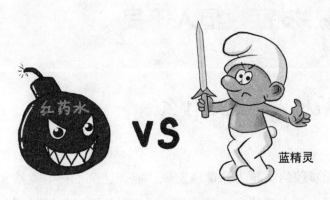

治疗白血病的"红药水"和"蓝精灵"

第**27**天

2018 年 2 月 4 日　星期日

天气: 晴

移植并发症: 植入不良

移植后植入不良是什么

百无聊赖的我颇为惊奇地发现, 旭尧这个工科生竟然文艺气息爆棚, 发了一条充满诗意的微信长文。想起他平时说话的不着调, 我真的是刮目相看, 忍住笑意, 好不容易才读完:

"盼望着, 盼望着, 东风来了, 春天的脚步近了。

——朱自清《春》

今天是立春, 万物生长的季节起点。火车由北而南, 一路上的风景变化仿佛一幅灵动的水彩画。北的尽头是一片肃杀的土地, 顺着画笔往南, 草芽冒头, 耕田翻新, 几头小牛在田野中犄角嬉戏, 光秃秃的树木也开始冒出星星点点的绿光, 将群山裹上一层若隐若现的绿纱，颇有些'草色遥看近却无'的诗意。细雨朦胧中，向世人预告着春的到来。今年，必定是充满希望！"

但想到移植后的孙诚，他的白细胞不知为何一直增长得很缓慢，我便又担心起来。真想借旭尧吉言，让希望快快降临到孙诚的身上。

今天是孙诚移植 + 18 天（移植后的第 18 天），幸运的是，他的白细胞终于长到了 0.2×10^9/L！虽然还是很低很低，但这至少意味着造血干细胞已经开始植入了。他的病情终于迎来了一丝转机。我默默替他祈祷着，千万不要移植后干细胞植入不良啊。

加油！孙诚。

专家点评　　造血干细胞植入不良指的是移植 +28 天后，出现以下 2 条或 3 条指征：
（1）连续 3 天以上 ANC（中性粒细胞绝对计数）< 0.5×10^9/L；
（2）连续 3 天以上 PLT（血小板）< 20×10^9/L；
（3）连续 3 天以上 Hb（血红蛋白）< 70g/L。

第**28**天

2018 年 2 月 5 日　星期一

天气：多云

如何选择移植预处理方案？
移植期间的饮食

考虑青少年发育和生育问题，移植预处理方案的选择

假期后的第一天就特别忙碌。经过早上连续五个小时的奔忙，我和旭尧早已饥肠辘辘，刚准备脱下白大褂，麦师姐告诉我们："中午回不去了，盒饭已经订好了。我给你们补个课，下午 3 点还有个关于轩轩预处理方案的讨论会，你们也一起过来听。"

一边吃着盒饭，麦师姐一边给我们补了造血干细胞移植的基本常识。

"移植包括以下几个阶段：预处理、造血干细胞的采集和移植、造血和免疫重建、移植后并发症的预防和治疗。移植前大剂量放疗或化疗预处理有三个目的：第一，腾空病友骨髓，为准备植入的造血干细胞腾出生长空间，这就好比种庄稼之前要先把地腾空出来；第二，尽可能全部杀灭残留在体内的恶性细胞，防止疾病的复发，相当于种地前要先把地里的草和草根尽量除干净；第三，抑制或摧毁病友的免疫功能，减少病友对异体造血干细胞的排斥反应，使干细胞容易植活。"

　　下午，麦师姐带着我们来到会议室。轩轩的预处理方案包括含放疗和无放疗两类，结合家属的意见，医生们慎重考虑了轩轩的发育及可能生育等问题，经过一番讨论，最后选择了无放疗的方案。主要考虑到与含放疗的预处理相比，单纯化疗的预处理对生育的影响可能略小。但轩轩妈妈还是很不放心。

　　随后，张老师跟轩轩家人进行了移植前谈话，交代了预处理的风险："不论有无放疗，造血干细胞移植对生育能力的影响是很大的，但影响程度跟病友的性别、移植时的年龄、移植预处理时化疗药物的剂量等有关。移植前大剂量的化疗和放射治疗，以及移植后的移植物抗宿主病等都可能导致精子、卵子受损。对于有生育要求的病友，在提出要求后，我们会尽量考虑，但不能保证生育，更不能保证生育健康的孩子，毕竟病友的生存还是第一位的。在这种情况下，我们会提出相关建议，包括在移植（甚至是首次化疗）前冷冻卵子、精子，或使用辅助生殖技术等。"

　　张老师耐心地解释道："早期移植并发症通常有恶心呕吐、口腔黏膜炎、出血性膀胱炎、急性肝肾功能受损、心血管系统损害等，针对这些问题，我们有相应措施。晚期移植并发症则有白内障、白脑质病、肿瘤、内分泌紊乱（即甲状腺和性腺功能减低、无精子生成、不育、生长延迟等）等等。"

　　那么，移植后的病友有能生育的么？

　　张老师指着墙上的一幅字，讲了一个故事。这幅字是张老师主治的一个病友写的，至今，他移植后已经4年了，不仅在前年完成了大学学业，还找到了心仪的工作。工作之余，写书法和打篮球是他的最爱。去年，他遇到一个喜欢的女孩，可一想到结婚后的一切，想起他自己曾经有过的病情，他既犹豫又担心，于是找到了张老师。张老师鼓励他大胆去追求本应属于他的幸福，不过告诉他，结婚是没问题的，但不一定能够生育孩子——因为移植预处理可能损伤生殖细胞，即使能生育，也不能确保孩子完全健康。幸运的是，一年之后这对幸福的人儿拥有了他们的爱情结晶，他的妻子不仅成功地怀孕了，还在一周前顺利地生下了一个健康、活泼、可爱的孩子。这个幸福的新晋爸爸开心极了，时不时就在朋友圈里晒晒幸福。所以，移植后不能够生育也不是绝对的。

另一个故事更搞笑。有一天，一个病友家属从外地打来电话，很气愤，向张老师咨询哪里可以做亲子鉴定。原来她的丈夫也是个做过移植的病友，移植后过了几年，夫妻俩生了个孩子，一开始大家都很高兴，但不知从什么时候开始，丈夫怀疑妻子有了外遇，因为他们生下来的孩子血型怎么算也和他们夫妻俩的血型对不上——你看，B型血和O型血的父母怎么可能生出A型血的孩子呢？丈夫越想越气，妻子则百口莫辩，夫妻俩已经闹到要离婚的地步。

究竟是怎么回事呢？经过张老师仔细的分析，这个做过移植的病友才明白，他的血型是在移植之后从原来的A型转变成供者的B型的。如果按照移植后他的血型B来推算，自然就是不可能的，但如果按照他移植前的血型A来推算，那么他和他O型血的妻子生出A型血的小孩是完全可能的啦。如果供受者血型不同，移植可以改变病友血液的血型，但不会改变生殖细胞里的血型信息。

他俩最终来到我们大学的司法鉴定中心进行了亲子鉴定，结果显示，他们就是孩子的父亲生母。这对夫妻终于冰释前嫌，欢天喜地地回家了，他们对张老师也非常感激。张老师桌上有个可爱的贝壳小摆件就是他们送的。

移植期间的饮食原则

正说着，轩轩爷爷奶奶提了一大盒草莓，还有轩轩最爱吃的红烧肉和咸鱼干，来看望小孙子，轩轩高兴地跳了起来。

张老师轻轻皱了皱眉，把轩轩妈叫到一边，严肃地说："移植过程中可要注意饮食问题！清洁、新鲜、营养均衡是关键。你看，这草莓很难清洁，不如让他吃些容易清洁的樱桃或能去皮的水果吧。

"还要避免吃油腻、粗糙、带刺的食物，以免腹泻，或造成口腔和消化道的损伤导致溃疡。化疗期间及移植早期（移植后一个月内），清淡、少渣、易消化、少刺激性、高蛋白、高维生素的饮食，如瘦肉、牛肉、剔刺的鱼肉、剔骨的排骨等都是很适合的。移植过程中，食欲或多或少都会减退，做的时候，口味可以比平时偏重一点。有口腔溃疡时的饮食应以半流食、流食为主，如牛奶、菜粥、豆浆、面条等；其次，化疗期间应该多喝水和无刺激性液体，如新鲜果汁等，也可以喝汤，甚至是可乐、雪碧等碳酸饮料，促进体内代谢产物排泄；当出现化疗呕吐反应时，应注意少食多餐，有恶心感时可少吃但不可以不吃，进餐时间应与服化疗药时间至少间隔2小时，白天未吃完的食物应该拿走，晚上再送新的。如果化疗反应大，恶心呕吐严重，不能进食，医生会给予肠内营养素或者肠外静脉营养支持。"

轩轩妈妈连连点头，感激道："医生，谢谢你的提醒，我们会好好安排轩轩饮食的。"

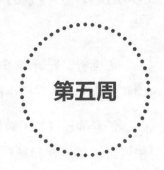

第五周

第32天

2018年2月9日　星期五

天气：多云

移植并发症：口腔溃疡

移植并发症：口腔溃疡如何防治

今天是轩轩预处理 +4 天。

连着吐了好几日，由于大剂量的化疗预处理，轩轩整天无精打采，也没什么食欲，食量日渐减少。看着送进去的饭菜没动几口，就又被原样送了回来，妈妈很是着急。

护士长说，由于大剂量的放化疗预处理，以及移植后部分免疫抑制剂的使用，病友的口腔黏膜变得非常脆弱，口腔 pH 值会改变，此时容易引起口腔黏膜炎。因此每天一定要经常用多种漱口水交替漱口，还可以使用我们医院专治口腔黏膜炎的"秘方"涂在溃疡处（思密达 + 白介素 2/ 表皮生长因子 + 复合维生素 B 混合的药膏）。特别是晚上的漱口更重要，不然一旦发生口腔黏膜炎，会很麻烦的。但轩轩入舱后一直不太听话，虽然也知道含漱的重要性，但总提不起精神，只想睡觉，不肯好好漱口。

没过几日，轩轩的口腔就真的出现问题了。先是前几天左侧颊黏膜出现小块的糜烂区，好在不是很大，不影响进食。但黏膜炎发展速度很快，今天，轩轩一早就疼醒了，满嘴的口腔溃疡，痛得说不出话，连哭也不敢大声了。看到他泫然欲泣却又不敢哭闹的样子，妈妈的心都碎了。

我们劝阿姨不要急、不要慌，还是每天都做些清淡不油腻的食物送来给他——按我们的要求，他妈妈准备的也都是些粥食：鱼要去刺，鸡要剔骨，肉要剁沫，少渣易消化，食物放凉了吃——温食热不食。探视时间尽量多通话多鼓励。我们也时常到舱门口鼓励他，给他加油打气，渐渐地，轩轩的状态有所好转，虽然看上去很累，也不愿开口讲话，但是还是会回应我们一个似笑非笑的笑容。

一般而言，如能每天坚持用数种不同的漱口水含漱，会减少溃疡的发生；即使发生口腔溃疡，随着细胞的植入，口腔溃疡面也会慢慢缩小，病友的食欲会恢复，精神也会好转，饮食也可以由流食渐渐回归到软食。

第**33**天

2018 年 2 月 10 日　星期六

天气：阴

移植并发症：膀胱炎

移植并发症：出血性膀胱炎如何防治

今天是轩轩预处理 +5 天，一大早，轩轩小便颜色就有点发红，之后颜色越来越深，尿到最后还钻心地痛。护士们都说轩轩出现"出血性膀胱炎"了！轩轩一尿就痛得够呛，想哭可嘴巴又痛。我们都看着心疼，可又有什么办法呢？

张老师告诉我们，轩轩的预处理方案按常规包含环磷酰胺，这种药物在杀伤白血病细胞的同时，还会产生一种叫丙烯醛的副产品，能导致膀胱炎。为了预防丙烯醛导致的膀胱炎，医生会使用一种叫美司钠的药物，同时叮嘱病友大量饮水，每天至少 3000ml（相当于三大瓶可乐）。

可是，在移植舱里，轩轩一点也不听话。这个从小备受恩宠的小少爷哪里受得了层流病房的生活，恶心、呕吐、头晕、乏力、食欲不振和失眠，这里的每一天对轩轩来说都是煎熬——既然前天已经度过预处理这个移植的关键环节，轩轩便决定"对自己好一点"，对于护士交代的所有事情，比如多喝水、勤漱口、每日 3+X 清洗会阴、深呼吸运动等，他都嫌麻烦、嫌累，对其置之不理。

护士递水过来，每每都被他打翻："我不要你，我要妈妈喂我喝水，呜呜……"对亲人的强烈思念让他哭成了小泪人，哭着哭着就进入了梦乡。看着睡梦中的他嘴角微微上扬，刚刚还大闹天宫的捣蛋鬼，这会也让人有几分心疼。"生如夏花之绚烂，时光匆匆，生命无常。生命因为脆弱，所以珍惜。因为有爱，所以坚强。"小潇姐在日记本这样写道。所以虽然轩轩不理解，她还是不时会提醒轩轩起来喝水、排尿。

可是，轩轩各种闹腾，拒绝多喝水，喝的水少，尿就少，于是"出血性膀胱炎"这个魔鬼就乘着黑夜静悄悄地到来了。现在，隔着玻璃都能听到轩轩的惨叫，爸爸妈妈急得直跺脚！但是又能做些什么呢？

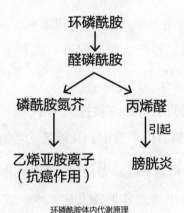

环磷酰胺体内代谢原理

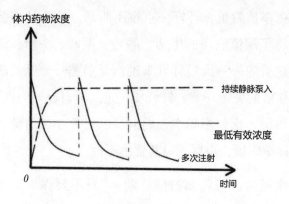

体内药物浓度

持续静脉泵入

最低有效浓度

多次注射

0

时间

美司钠药物浓度 - 时间表

（持续静脉泵入可以保证美司钠的有效浓度，而常规多次注射则不能）

移植舱的另一头，孙诚也得了膀胱炎。

经过前期的积极治疗，孙诚的身体状况本来已逐渐好转，胃口也越来越好。然而今天早上，孙诚也出现了尿急、尿频、尿痛的症状，难道也和轩轩一样，与环磷酰胺有关么？主任查房后，吩咐送中段尿液病毒检查和中段尿细菌培养，认为孙诚可能是因为合并病毒或细菌感染，加上血小板低下，导致的出血性膀胱炎。

下午，孙诚又出现了寒战、高热和腰痛，并有感染性休克的倾向。医生给在门外焦急等待的家属们再一次下达了病危通知书，一时间，她们再度陷入无尽的悲痛中。

所幸的是，孙诚的病情最终被控制了下来，妻子和母亲终于稍微松了口气，但从她们颤抖的声音中，我能感觉到她们依然心有余悸。

隔着舱壁，母亲和妻子鼓励着孙诚："你要相信医生，相信自己！医生说感染是治疗后出现的常见并发症，你一定会恢复过来的。"经过治疗后的孙诚尽管身体十分疲弱，但他还是坚定地点头答应。

舱内和舱外，尽管是两个分隔的世界，但他们的心，却始终是连在一起的。

拓展阅读十年前的平安夜，那个膀胱炎病友的痛苦仿佛还在我眼前。为此，血液科医生们启动了相关的可转化医学研究，降低了移植后出血性膀胱炎的发生。

相关文章发表于2015年《骨髓移植杂志》BONE MARROW TRANSPLANTATION，论文链接：https://www.nature.com/bmt/journal/v50/n11/full/bmt2015197a.html

专家点评　出血性膀胱炎的特征是血尿，往往在肿瘤放疗、化疗及其他药物、毒物接触后发生。结合膀胱镜、B超检查，多可做出诊断。实验室检查中尿常规检查可有镜下或肉眼血尿；贫血时血常规检查血红蛋白降低。

治疗方案：

（1）立即停止使用或接触可引起出血性膀胱炎的药物；

（2）多饮水，勤排尿，减少代谢产物的浓度及与膀胱接触的时间；

（3）膀胱药物灌洗，减少出血，可使用1%硝酸银溶液、1%明矾溶液、4%或10%甲醛溶液等。冲洗液可加去甲肾上腺素，以助止血；

（4）全身用止血药物；

（5）应用抗生素控制感染；

（6）支持疗法，必要时给予输血、补液等；

（7）出血严重时可考虑双侧髂内动脉栓塞术或结扎术，必要时行膀胱切除术。

第**34**天

2018年2月11日　星期日

天气：多云

移植并发症：肛周感染

移植并发症：肛周感染如何防治

今天是轩轩预处理 +6 天，进入移植舱后他一直不肯好好清洗肛周，不出意料，肛周感染也降临在他身上。

平时和爸爸妈妈通电话，可以说是他最开心的时刻，时不时还会朝着玻璃窗外的父母扮个鬼脸。但是今天，由于肛周剧痛难耐，加上口腔溃疡和小便痛，通电话时他的声音一直在颤抖，必须得深吸一口气，然后再一个字一个字地蹦出来，说到最后他终于忍受不住，大声哭了出来："爸爸妈妈，我屁股好痛，好痛啊！"轩轩爸妈一听，慌张中赶快去找医生护士帮忙。

张医生早上给轩轩检查时，就已经发现他肛周有严重的痔疮，很大一团鲜红的肉突出在肛门外面，轻轻一碰就痛得要命。张医生和他父母解释道："轩轩这个肛周感染，主要是由免疫力低下，又对肛周清洗认识不足和清洗不规范所致。千万不要小看清洗肛周这件小事，你们说自己每天洗几次手？"

"那可多了。尤其是轩轩得病后，每天洗手的次数都数不清了。"

"可你们每天清洗肛周几次呢？""难道你的肛周比手干净？"张医生的发问让人深思。

"谁没事老洗那啊。"

"可是，我们免疫力低下的病友，如果不认真清洗，细菌就会大量滋生，导致肛周感染。轩轩的情况就是如此。从这幅图，你们可以看出清洗肛周前后局部皮肤细菌数有多么显著的变化。"张医生接着说，"如果能认真执行，我们可以将肛周感染的发病率从17%降到5%左右"。

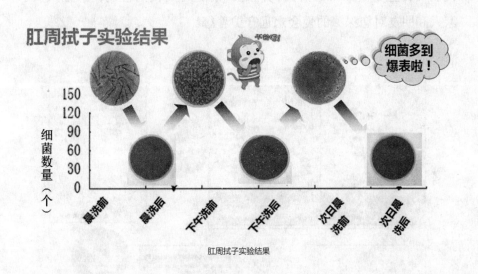

肛周拭子实验结果

"事到如今，我们会给他用高档抗生素，同时还要好好监督他每日清洗肛周 3+X 次以上，X 是大便次数，每次排便后都需要清洗肛周。每次清洗用 40℃ 左右、适量浓度的高锰酸钾溶液浸泡消毒 10 分钟，可以起到杀菌的作用，高锰酸钾坐浴浓度可以参考我们特制的比色卡，同时跟着音乐做好'肛门运动操'，配合全身和局部使用抗生素，他是会慢慢好起来的。用温热的高锰酸钾溶液浸泡 10 分钟，不仅可以消毒局部皮肤，还可以促进局部血液循环，使得病友感觉非常舒适。"

听完医生的解释，轩轩妈妈眼眶湿润双手合十："菩萨啊，保佑我们家轩轩快点好起来吧……"

备注：我们对病友的宣教 CD 内容（有普通话、广州话和潮汕话三个版本）。

大家好，这里是 BBC 血缘圈。亲爱的病友们，在移植过程的每一个痛并快乐的日子里，肛周及会阴部的卫生很容易被忽视。如果不注意清洁，就可能导致肛周感染，随时给您带来疼痛和发热，甚至危及生命！最佳办法是每天早、中、晚和每次便后用温水清洁，水温 40℃左右，并用高锰酸钾溶液坐浴 10 分钟。高锰酸钾溶液的浓度请您参照我们的比色卡。如果您有任何问题，请随时向我们咨询，医务人员、家人和朋友对您深深的爱会永远守护着您！

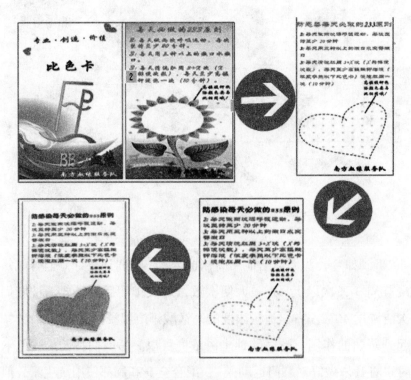

比色卡进化史

专家点评

肛周感染以及其预防、解决措施：

肛周感染是急性白血病病友的严重并发症之一，文献显示发生率可高达 36.6%，严重影响了病友的生活、生存质量。肛周特殊的解剖结构、原有肛门疾患是肛周感染的基础，化疗、免疫制剂、激素的应用导致机体抵抗力下降是肛周感染的诱发因素。

综合干预措施对预防肛周感染有一定的效果。

（1）预防保持病室清洁，评估肛周状况，保持肛周清洁，做提肛运动促进肛门血液循环，合理饮食增强机体对化疗的耐受性及对感染的抵抗力。

具体措施：①提醒病友每日清洗肛周 3+X 次，其中 X 为排便次数；②病友按照比色卡提供的浓度调制清洗液；③使用标准化的清洁物品，比如爱·清洁套装盒。

（2）药物治疗使用高锰酸钾联合红霉素软膏，或遵医嘱应用抗生素，使用皮肤保护剂如赛肤润，使用碘伏稀释液或中药解毒方（成分：蒲公英、地丁、苍术、荆芥、芒硝、花椒）坐浴治疗；

（3）护理干预

1）肛周护理：温水坐浴每晚 1 次，松弛肛门括约肌，使肛周血管扩张，促进血流，起到清洁舒适的作用；坐盆法常用的药液多为适宜浓度的高锰酸钾和呋喃西林溶液，坐浴的水温为 35～40℃；坐浴时用的坐盆以可放进臀部为宜，专盆专用，把盛有溶液的坐盆放在高约 20cm 的小架上面，身体前倾趴在床边，使肛周括约肌松弛，解除疲劳；如坐浴出现不良反应及并发症，改为清水坐浴或停用高锰酸钾坐浴后可好转。

2）饮食干预：鼓励病友多饮水，促进化疗药物代谢产物的排出，减少对黏膜组织的破坏。

3）疼痛护理：置病友于侧卧位，抬高床尾 15°～30°，有利于减轻腹压，使肛周肌肉松弛，缓解神经压迫引起的疼痛。

第五周

第**35**天

2018年2月12日　星期一

天气：多云

如何加入中华骨髓库

如何加入中华骨髓库？我们在行动

　　为了帮助更多像孙诚、雯雯一样的人，让他们多一点活下去的希望，我和旭尧填写了《志愿捐献造血干细胞同意书》及相关资料，报名成为中华骨髓库的志愿者[1]，并留下了 8ml 血样做一次高分辨的 HLA 分型；一旦配型成功，骨髓库会再一次征询我的意愿，如果同意捐

1　如果您的年龄在 18～45 周岁，身体健康，志愿捐献造血干细胞，可与所在地红十字会（资料库省级分库）联系，或在当地的献血车（站）报名；再到指定地点抽取 6～8ml 血液，经 HLA 分型检验后，把所有相关资料录入中华骨髓库的计算机数据库中。这样您就成为捐献造血干细胞的志愿者了。

献，我将再进行一系列的体检²；当血检和体检都通过后，将确定移植的时间，并在定点医院给我注射动员剂，采集造血干细胞。

　　骨髓库的工作人员还提醒我们，如果更换了联系方式，一定要及时通知他们。我这才知道，每年都有很多配型成功的供者，因为联系方式更改而联系不上本人，十分可惜。比起那些饱受折磨的白血病病友，健康的我是多么幸运啊，我愿意用这份幸运去帮助他们。就像Teresa修女所说：

　　"Give the world the best you have, and it may never be enough;

　　将你所拥有最好的东西献给世界，可能永远都不够；

　　Give the world the best you have anyway。

　　但不管怎样，还是要付出！"

　　当看到血液被抽出的那一刻，我感到无比地开心，因为我拥有了帮助别人的机会。而拥有这种机会，本身就是一种幸运。我们都要有一颗向善的心，付出永远比收获快乐得多，如果能抽到这张彩票，我一定会毫不犹豫地去兑现上苍给我的这份大礼。

2　配型成功后，进一步体检内容：a.内科检查：血压、皮肤检查、淋巴结检查、心肺听诊、甲状腺；b.辅助检查：胸片、心电图、腹部B超；c.血液检查：血常规、血型、乙肝两对半、甲肝、丙肝抗体、巨细胞病毒抗体、血糖、肾功能、肝功能、HIV抗体、梅毒螺旋体抗体。这相当于一次非常全面的免费体检，如果合格，说明您的身体非常健康！

第六周

第 **36** 天

2018年2月13日 星期二

天气：多云

再次化疗未缓解如何处理

再次化疗未缓解如何处理

下午来到病房，却得知雯雯第二次化疗后的骨穿结果出来了，很糟！白血病癌细胞的比例一点没降低。现在造血干细胞移植是唯一可能根治的方法。

还有钱，移植需要几十万元，从哪里来？我已经不止一次看到雯雯的母亲偷偷地在哭。而在雯雯面前，她却老是笑着说："你别担心，我们一定会有办法的！"

雯雯躺在床上不知道在想什么，她的男朋友在一旁默默地陪着。横亘在这对小情侣面前的，是生与死的现实而具体的考验，之前种种期待和热情，已全都消失殆尽。她甚至无数次向男朋友发脾气，闹着让他走，说自己不需要他的可怜，也不想成为他的累赘……医生因此要求她的家属 24 小时轮流陪护，生怕她会做出什么事情来。

我心里闷得慌，偏偏旭尧还过来同我开玩笑："嘿，明天就是情人节了，有约没有？"

我差点忘了这个日子。不过单身的医学狗，记住这个有什么用！我愈发郁闷了。

"没人约吗？这么可怜。要不我们……"

"去去去，谁像你啊，天天缠着护士姐妹，桃花多多。哼！"我恨恨地瞪了他一眼，走开了。

雯雯的病情还没缓解，让我很压抑！

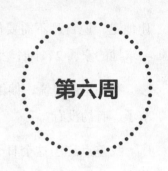

第**37**天

2018 年 2 月 14 日　星期三

天气：多云

双喜临门

雯雯的情人节——双喜临门

在这个"虐狗"的节日里，爱情的甜蜜气息扑面而来。然而，雯雯和她男朋友——本来他们应该也能够甜甜蜜蜜地过个节，可现在，估计他们最大的愿望只剩下活着了吧？挂念着雯雯，我又不放心地来到病房。

一到病房，就听到里面熙熙攘攘。难道雯雯出事了？

我急忙跑过去，只见一群人围在雯雯的病床旁，雯雯捧着鲜艳的红玫瑰捂着脸笑着。求婚？！

果然，雯雯男朋友单膝跪在地上，双手托着戒指盒，真诚地望着雯雯。

"嫁给他，嫁给他，嫁给他……"大家异口同声喊着。幸福的味道熏得我眼眶发红。

雯雯母亲也很激动："雯雯，答应这个小子吧，我相信他一定会好好照顾你的。"

"我……我当然愿意，可是我的身体……"幸福的泪水溢满她的眼眶，但她的手也终于伸出来了。

"没事，我们一定会共同度过这个难关的。"她男朋友将戒指缓缓戴上她的手上，站起身抱住了她。

围观人群一齐欢呼，这是情人节最俗套但也最美丽的场景……

感动之余，我还是无法放下雯雯供者的事。没有供者，这种美丽就一直在飞快的倒计时中。

也许是太疲累，我竟然趴在办公桌上睡着了。恍惚间，一只手将我拉回现实。"同意了！同意了！供者同意了！雯雯的供者同意了！同意捐献了！"旭尧语速飞快。

"什么！真的吗？真的同意了？快，快揪我一下！我是在做梦吗？"

旭尧狠狠地捏了一下我的脸："真的！是真的！骨髓库刚才打电话过来通知我们，供者同意捐献了。已经开始体检了。"

啊！我仰天长叹，太好了！这才是上天给雯雯最好的情人节礼物啊！太好了！

晚上，因为要为明天的动物实验做准备，我和旭尧匆匆吃过晚饭就奔向实验室。在准备过程中，还出了点状况，等做完已经到了半夜两点。从实验室出来，只有楼下的 24 小时营业 7-11 便利店还灯火通明，有两对情侣嬉戏打闹地从里面走出，笑盈盈地看着我们，看得我有点不好意思。

一转身，旭尧已经贴心地给我买了杯热热的奶茶。好冷的天，捧着这杯热乎乎的奶茶，我突然感到，原来这就是我想要的幸福。

第**38**天

2018年2月15日　星期四

天气：多云

移植并发症：复发

（心理调节 2：移植前还未缓解）

移植并发症：复发——移植后复发如何处理

移植前谈话时，雯雯吞吞吐吐地问了一个问题："张医生，你说我应不应该再打一个疗程呢？"

"为什么？"张医生问。

"因为我的白血病一直没缓解，看来移植是最后一招了，可我担心移植后一旦复发就没办法了。如果我再试一个疗程化疗，万一缓解了，再做移植，将来复发的概率是不是会小一些？"

张老师笑了笑说："我们知道，移植的剂量远远大于普通化疗。一般而言，剂量增加一倍，疗效增加十倍。化疗不行改用移植，就像是常规战争不行改用原子弹，是一个升级。想想当年日本鬼子那么猖狂，两颗原子弹下去不就投降了？你始终没缓解，就比如敌人这么猖獗，有原子弹留着不用，打常规战争，那还不知道要打多久呢！所以你是希望继续化疗还是移植？"

看着雯雯和父母一脸茫然不知所措，张老师继续补充道："能缓解再做移植当然好，但没有缓解是事实，而移植超大剂量的预处理可以最大限度杀伤肿瘤，这样才可能根治啊！再说，异基因移植后还有后续的移植物抗白血病效应呢。再退一步说，即使移植后再复发，我们也有很多手段去解决问题。"

"我听说现在有一种 CAR-T 的细胞治疗技术，对于难治和复发的白血病效果特别好？"雯雯刚才也问过我，但我不知道如何回答。

"是的，这是一种新的治疗技术。据我所知，从研发到应用，从我做学生开始就有人在做，也有十几年了吧。你知道淋巴细胞吧？在人体内，那就相当于打仗的解放军，相当于神通广大、大闹天宫的孙悟空。CAR-T 技术主要是用转基因的方法，让你的淋巴细胞表达出一种人造的穿膜蛋白分子，蛋白分子的一端突出于淋巴细胞的细胞膜外，是一种抗体——长得就像个老虎钳，可以特异识别白血病的抗原；另一端就像根裸露的电线；'老虎钳'一'咬'住白血病细胞上的抗原，'电线'就'放电'，刺激淋巴细胞增殖——淋巴细胞一增殖，就像是孙悟空拔了一把毫毛一吹，变化出好多孙悟空来打白血病细胞，既特异又高效，因此对于那些有特异抗原的某些类型的白血病效果非常好。只可惜，目前对你这种白血病还不行，因此无法选择这种治疗，费用、并发症都还在其次。"

"好的，谢谢张医生，您说得特别清楚。真的特别感谢你们。"雯雯和爸妈感激地说。

"那可以让雯雯出下院吗？"他们家 4 双眼睛都向张老师投去希望的目光。

"还是别出了，雯雯没有缓解，不安全。而且今年病人太多，我们移植舱不休息。最多让雯雯除夕回家吃个饭，住一晚就必须回来！"

我心里默默祈祷：希望雯雯移植一切顺利，不会复发，早日回归正常生活。

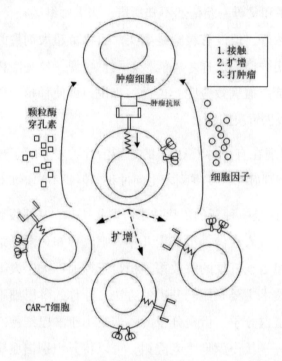

CAR-T 技术治疗原理示意图

专家点评 异基因造血干细胞移植后复发，可选择进一步治疗：一是再次进行化疗；二是输注供者淋巴细胞或干细胞；三是进行第二次异基因造血干细胞移植；四是尝试一些新的靶向药物或参加临床试验。比如慢性粒细胞白血病急变或 PH 阳性急性淋巴细胞白血病移植后的病友，可以选择伊马替尼、尼洛替尼、达沙替尼等酪氨酸激酶抑制剂进行靶向治疗。以上方法还可综合应用。

移植前未缓解和移植后复发病友如何进行心理调节

张老师刚准备离开，雯雯又再次开口，紧张地问："张医生……这么多的风险，我成功的概率大吗？"我知道，目睹李涵的离去，加上反复没有缓解，雯雯变得很敏感、很焦虑，难以释怀。

"雯雯你放心，治病的事交给我们，现在你只需要相信自己，积极配合我们治疗，最重要的是坚持漱口和坐浴（肛门）等。不要胡思乱想，大家一起努力，好吗？"张老师的手轻轻搭在雯雯的肩上，"我们这有很多成功的案例，晚上我拿给你看。最近我们正在写一本关于移植的书，如果你愿意的话，也可以把你移植的点滴记录下来，好吗？"雯雯不假思索地答应了。

"还有一件事情，就是钱。这个问题无法逃避，移植至少需要30万才能启动。"

雯雯的父亲点了点头："张医生，我们会把钱筹齐的。"

办完雯雯的出院，今天是除夕，我跟旭尧也放假了，各自回家。

年三十的街上人群熙熙攘攘，个个笑逐颜开，手里提着满满的年货，抱着百合，扛着桃花树；广场上小孩们互相追逐，欢快的童声仿佛要飘过天边的云彩；道路异常通畅，到处张灯结彩，电梯门两旁的金橘树上挂满了小利是……

望着渐行渐远的医院，仿佛那是另一个世界。而那个科室，大年三十，不得不留在医院的病友还有80多个……

专家点评　　大多数移植病友或多或少会存在恐慌、焦虑的情绪，这可以理解。因此移植过程中亲友要给予病友更多的陪伴和支持，让他/她觉得并不孤单。让病友有事可做，感觉有希望是很重要的。此外，尽量不要让病友因为经济等原因而加重心理负担。只有病友心态调整好，对治疗的帮助才大。家属也应该特别注意放松自己的心情，举重若轻，才能向病友传递正能量。

第**39**天

2018年2月16日　星期五

天气：多云

让爱活下去

春节献血宣传——让爱活下去

"大年初一起五更，大年初二日头红。"

今天是大年初一，是阖家团圆、欢度春节的日子。

吃完团圆饭，表哥表姐们欢呼着说群里在下"红包雨"，我马上掏出手机磨刀霍霍，却看到血缘服务队前主席姜师姐在"血缘大家庭"的微信群发了一个《献血宣传·让爱活下去》的舞台剧剧本，请大家多提宝贵意见！

表弟激动地晃着我的肩膀："哈哈，表姐你看，红包哇，你倒是快抢啊！"此刻，我哪里还顾得上什么红包，甩开他的手，回到房间里安安静静地打开剧本看起来。

"血液科里，几乎每天睁眼就是灰白的天花板，入耳就是'化疗、放疗、吃药、白细胞降低、血小板减少……'，对病友而言，日渐发酵的负面情绪比癌细胞的扩散更可怕！"

在这出舞台剧里，血小板最低的两个病友——可爱的小雪和坦率的晴子，虽然重病缠身，但她们仍然以乐观的精神为整个病房带来正能量！即使血小板降到了正常人的百分之几，她们心中依然充满阳光：小雪仍然心系舞蹈，在病魔面前依旧怀揣着对未来的憧憬；晴子也相信，只要抱着坚定的信念和乐观的心态，就没有走不出的困境，她时而"花痴"，时而"淑女"，枯燥的日子也因此有了活力。我能看到她"搞笑"和"花痴"背后的坚强！但是，上苍点醒人的方式，总是那么残忍。

在这个温暖的南方都市，春节近了，希望却远了——春节，年轻人陆续离开这座城市，广州便成了一座"缺血的空城"。虽然牛主任亲自捐献了一份血小板，但一袋血小板，哪能救治两条鲜活的生命——给了晴子，小雪就会死；给了小雪，晴子就会死。

经过一番苦苦纠结，张老师只能按照规定将这袋"救命血"输给病情更重的晴子，并侥幸地期待小雪能平安等到下一份血小板！

然而一贯幸运的小雪终究还是没能等到那份希望……一番激烈的抢救之后，心电监护仪上属于小雪的那条电波曲线就这样归于永远的笔直！

因为缺乏一袋救命的血小板，小雪走了！我泪眼模糊，脑海里又浮现出已经永远离开了我们的李涵的笑脸。一个又一个年轻的生命就此消逝，"司命星君"的铁笔下得可真狠！

剧本中，小雪嘴角微翘，在睡梦中毫无痛苦地离去，带着微笑！带着感恩！可我能想象李涵离去时痛苦的表情——本来仅仅一份血小板就能拯救她！

剧本中，抢救到精疲力竭却无力回天的张医生瘫坐在地上，无声地流泪；他的隔离衣上汗迹还未干，就已累得倒地而睡。梦里，小雪舞步轻盈，旋转跳跃着来到他身边："张医生，谢谢您帮我输上血小板，我终于可以跳舞了！终于可以去上学了！谢谢您……谢谢您……"张医生呼喊着："小雪！小雪……"可小雪的声音渐消，身影渐行渐远，张医生突然从睡梦中惊醒，猛然坐起，然后又慢慢地、慢慢地佝偻、蜷缩在地上，汗水和泪水浸透了衣襟，他终于忍不住，在空无一人的房间里号啕大哭……

看到这，我的睫毛再也承受不住泪珠的重，轻轻一颤，成串的泪珠便滚落下来。

剧本中，这个春节，这一天，血液科病房里血小板低于10，急需输注血小板的病友却已经有21个，但因为春运车祸，所有的血小板都调去急诊手术了，同时外院的危重病友还在接二连三地送进病房……他们命悬一线，而我们却无能为力。看到这里，我真恨不得能立刻出现在广州，以我可再生的血小板去挽救那些不可重来的宝贵生命！可是我一个人的力量实在太渺小了，这种心有余而力不足的感觉，真的好难受！

剧情在继续，虽然输上了那份牛主任亲自捐献的血小板，但几天之后，晴子的血小板又降低了，她身上的出血点越来越多了，如果不能及时输上血小板，一旦脑出血，后果不堪设想，而这时，她的家属却始终找不到血小板……

在这个危急时刻，血缘服务队的队员和社会爱心人士出动了！虽然他们还是接二连三地遭到拒绝，饱受冷眼、嘲讽和不解，但在深夜2点，他们依然在为天亮后的血小板捐献宣传活动做准备。我心中掠过丝丝缕缕的凉，心底布满斑斑驳驳的恨，怨自己的无能为力。晴子，请你再坚持一下下！

第二天，队员们走出医院，用心、用情、用数据、用专业打动并留住每一个志愿者，以自己的微薄之力撬动社会资源。通过多种形式的献血宣传，事情终于有了转机。在社会各界包括狮子会血液银行的帮助下，宣讲结束后，血液中心迎来了一大波捐献血小板的热心人！

晴子，还有许许多多的病友，终于都能输上血小板了！

　　看完这出舞台剧的剧本，我的心久久不能平静，正想给旭尧发微信，刚好看到他发的朋友圈："血缘服务队的付出，是值得的！期待着这出舞台剧与观众见面的那一天！"

　　我们的付出，都是值得的！爱，让这个冬天，异常温暖。

第**40**天

2018年2月17日　星期六

天气：多云

探访医学老教授

近年来我国造血干细胞移植领域取得了哪些重要进展

　　麦师姐一早发了一张雯雯的照片给我，说她今天凌晨又住院了，因为她的鼻子和口腔黏膜出血不止，持续低烧——肯定又是白血病在捣鬼。今天是大年初二，年味正浓。然而，我们几个小伙伴却再也按捺不住，纷纷赶回了医院。

　　初二的家乡，街道上异常热闹，而广州的街道则比平日空旷通畅许多，偶尔才有几个人匆匆走过。本来，此时的雯雯也应该是他们其中的一员，从不再拥堵的街道开开心心地奔回家里。然而因为这场病，今年的她只能躺在病床上，透过玻璃窗，怀念她以往寻常而幸福的时光。

赶到医院时，折腾了大半夜、输过血小板后的雯雯口鼻已不再出血了，躺在床上睡得正香。

雯雯的母亲告诉我们，大年三十，雯雯回到了家，但家里根本没有过年的氛围，年夜饭也是草草打发。雯雯的病就像是压在他们背上的一座大山，让他们喘不过气来。大家不敢出门，原本只希望能在家安安静静过一晚。可谁知深夜里雯雯突然就流鼻血了，怎么也止不住。家里人都急得团团转，幸亏雯雯堂兄开车赶来送她们到了医院。"她只有在医院，有医生照看，我才稍微安心点。"她妈妈抹着眼泪，哽咽道："我什么都不想要了，只要她不再受苦就好。"

看着她们，我心里十分难受。可恶的肿瘤君，你何时才能滚蛋？！

要说今天有意义的事情，就是我们几个队员和麦师姐去给医院血液科创建之初的一位老教授拜年，这是一位被科里的医生、护士亲切地称为"周奶奶"的大神级人物，她曾经为众多血液病病友带来重生的希望。

我们来到周奶奶家里，受到她热情的招待。一阵寒暄之后，她跟我们谈起了那些尘封的往事。"60多年了，我一直都在血液病领域工作，这一辈子了，也算是见证了血液病治疗和骨髓移植在中国的进展吧。"随着周奶奶的思绪，我们仿佛与她一起回到了那个动荡的年代。

"新中国建立那年，我考入协和医学院。1962年到1965年，是国家的三年调整时期。虽然环境很苦，但是大伙都很有干劲，取得了很多开创性的成绩。你们知道，1964年，中国人爆炸了第一颗原子弹。但很少人知道，1964年的2月，陆道培教授成功进行了第一例双胞胎供者的骨髓移植，这对于我们医学界也是一件开天辟地的大事。要知道，这距离1956年美国托马斯教授进行的全世界第一例骨髓移植仅仅八年！所以说，我国的移植一开始就走在了世界的前沿。"

"1981年，我们医院成功进行了第一个血型不合的异基因骨髓移植。而现在，我国自主发展出来的HLA半相合移植技术，被国际上称为'北京模式'，一下子解决了骨髓移植的最大瓶颈——供者问题！每个人都有父母、子女吧，这些都是天然的 HLA 半相合供者，再加上亲戚，这样每个人都有可以供者了！关键的是，目前半相合移植疗效和全相合移植疗效几乎一样！"大家不由兴奋地鼓起掌来。

"我知道你们叫血缘志愿服务队，因血结缘。这名字好！目前化疗、移植后输不上血小板，确实是个大问题啊！说说，你们都是什么专业的？"

"我是临床的"、"我是检验的"……"我不是学临床的……"旭尧有点不好意思。

周奶奶笑眯眯地看着他："很好啊！那不是说明我们的影响力越来越大么？医疗的成就光靠科研人员和医务人员是远远不够的，得要社会各界人士的广泛支持才能成功。"

她转身拿出了一本相册："你们看，我当年读的是上海卫斯理女中。其实我一开始去协和，上的是护理系呢，为啥？护士服好看呗！不过读了半年才发现，自己还是喜欢做医生，就又转去临床专业了，这一学就是 8 年，再一干就是 60 年——所以啊，属于什么专业没关系，关键是自己喜欢，是不是？年轻人呢，一定要努力，如果不是年轻时拼命干，哪里会有什么成就？不是说，少壮不努力，老大徒伤悲么？！"我偷眼看下旭尧，他如同小鸡啄米一样在点头。

同去的小伙伴很好奇，指着相册问："奶奶，这是爷爷么？奶奶，说说您和爷爷的故事吧。"

"啊，他呀，他当时可是个大帅哥啊！话说那时候……"

不知不觉谈了 2 个多小时，若不是下午有集训安排（《医患沟通心理学》，听说我们团队对心理学的培训很重视，老师很认真，考核也很严格），真想一直和奶奶聊下去。

最后在大家邀请下，奶奶还给我们题了字："希望血缘服务队队员们——有爱心！有专业！有发展！"

"听君一席话，胜读十年书！"旭尧感慨万千。而我，也充满了动力和希望！

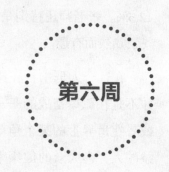

第**41**天

2018 年 2 月 18 日　星期日

天气：小雨

"熊猫血"是什么

稀有的"熊猫血"

　　Rh 阴性血型又称为稀有血型，俗称"熊猫血"，稀有血型者生了病需要输血，必须要用 Rh 阴性稀有血型的血液。然而稀有血型者在中国人群中不足千分之一，因此在需要用血时会出现很大困难。于是，稀有血型献血者队伍建设和管理就显得尤为重要。

　　今天张老师受邀去讲课。天蒙蒙亮，队员们就在张老师带领下，去参加血站中心举行的一年一度稀有血型家族联谊活动。有上百位稀有血型者及家人到场参与，血液中心表彰了在 2016 年度积极响应血站号召的献血积极分子。张老师则为大家讲解了稀有血型的相关知识。原来，稀有血型在我国各民族的分布也不同，在我国汉族人群中仅占

0.2%~0.5%，大部分少数民族为 1%，其中塔塔尔族为 15.8%、苗族为 12.3%。张老师还特别是谈到了 Rh 阴性血妈妈怀孕二胎的问题，现场气氛热烈而有趣。

在这个人群中，在这个团队中，我能感到，作为一名志愿者，我并不是在孤军奋战的——在城市的另一边，或者在另一个城市里，又或者在世界上的某个角落，每个地方都会有与我们一样致力于社会公益的人，为大众的健康幸福而努力着。会场中，血缘服务队的蓝马甲和血液中心的红马甲交相辉映，犹如星星之火，用生命影响着生命，用爱心传递着爱心，相信总有一天，这份爱会形成燎原之势。

会场中，张老师让团队的每个人都介绍了自己，每个人的脸上都挂着自豪的笑容。

我志愿！我服务！我快乐！

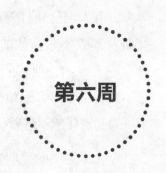

第**42**天

2018 年 2 月 19 日　星期一

天气: 阵雨

爱能创造奇迹

爱能创造奇迹

　　这几天，雯雯的男朋友在忙着给雯雯募捐，他爸妈忙着四处借钱，集训队员们也都在帮忙。雯雯的父母是老老实实的工人，没怎么接触过电子科技，也不知道要怎么去募捐。一切事情都压在她男朋友身上，为了雯雯的治疗费，他忙得像个陀螺，一直团团转。

　　他联系了他与雯雯从小到大的所有同学，写下对雯雯的印象和鼓励的话，并将这些文字改写成 15 000 字的网上倡议书。此外，他还制作了一个题为"上帝开错的玩笑——我期待与她组建家庭，她却患了白血病"的视频，贴在各大网站，希望校友们网友们能伸出援助之手。

　　他每天都在跟进，跟志愿者协调，同好心人沟通，忙得瘦了好几斤，但误解和烦恼却伴随而来。有时候他去写字楼宣传，会被保安抓起来；有人误解他打着募捐的名义私吞爱心钱；有人嘲笑他连自己的女朋友都养不起。他的号码甚至被黑客盗用，放在交友、放租网站等。一天之内，他接到过上百个交友、寻租电话，被骚扰得无计可施，有苦说不出。但他无法忘记雯雯的笑容和他俩一直憧憬的美好未来，爱和责任感驱赶着他不停地往前走，永不言弃。

今天，雯雯的男朋友在天河广场举办了一场为雯雯募捐的爱心嘉宾会。然而天公不作美，漫天的乌云遮挡了阳光，也笼罩在大家心头，让人分外忧虑。今天是"雨水"，二十四节气有这么准吗？不会真的下雨吧？我赶到嘉宾会现场的时候，到场的人寥寥无几。看来之前在朋友圈和QQ群的动员消息都白发了，我心里沉了沉。

"苏伶，帮个忙，人不太多，我们去街道那边宣传。"雯雯的男朋友匆匆说道，显然他还没有放弃。我们连忙打电话叫各自的朋友来撑场，还堵在地铁口请求路人来做嘉宾。然而此时，一场滂沱大雨不约而至……

嘉宾会终于如期举行，浑身湿透的雯雯男友走上台，哽咽了许久才说出下面的话来："今天，我要介绍的这个人是我的未婚妻。相恋四年，我早已认定她是我人生中的另一半，然而就在我准备求婚时，她却被诊断出了白血病。前几天，我终于在病房里求婚成功，雯雯是我决定携手一生的人。她的父母都是工人，但却尽力用最好的条件把她培养成名牌高校大学生。她学习成绩很好，她和大家一样，希望能找个好工作，希望能报答父母。我们憧憬着美好的未来，然而刚毕业，病魔就将她拉往深渊。为了治病，她的父母不惜卖地、卖房，但还是凑不齐昂贵的医疗费。"

"我年轻力壮，我有智慧，我有能力，我可以做任何工作，但我现在真的有困难！所以我恳求各位好心人士伸出援助之手，救救雯雯！她那么年轻，那么优秀，不该这么早走的。我和她的父母也恳请各位爱心人士帮帮我们，万分感谢！"他深深地鞠了一个躬。

我也走上台，讲起我和雯雯的故事。从最开始雯雯的脆弱、敏感，到后来她的努力和坚强。我讲起她化疗时的痛苦，讲起她因父母和男朋友为手术费奔波时的内疚，讲起她化疗后复发时的崩溃，还有被求婚时的惊喜、对活着的渴望……"各位好心人，如果说，雯雯在刚化疗时还奢求自己可以像其他同龄女生一样留长发、穿好看的衣服，还奢求自己能够快点好起来赚很多的钱，但现在这些她统统都不要了，她只想活下去！而你们的一次善举，可能就能给这个生命一次生的希望。恳请你们了，谢谢！"

结束讲话时，我看到前两排的嘉宾很多人的眼眶红了。最后我们募捐到了40万元，其中一位公司的老总自己就捐了30万！募捐是募钱更是募心，我们今天募集了满满的爱，尽管身心俱疲，但我们还是感觉很值得。

爱能打动一切。唯愿我们的努力，能够让雯雯重拾生的希望。

注释： 本文由真实故事改编，为保护主人公隐私，故隐去姓名。

第**44**天

2018 年 2 月 21 日　星期三

天气：小雨

移植中月经来潮

移植中月经来潮如何处理

今天雯雯准备入舱前，张老师强调了注意事项，笑送了雯雯两个字"放心"。

雯雯眨了眨眼睛，俏皮地说："现在我除了放宽心，全力配合你们好好治疗，还有第二条路吗？"大家都被逗笑了，看来雯雯挺放松的。

雯雯提醒我们过几天正好是她的生理期，张老师点点头，说："你需要用药推迟月经或者减少月经量，以避免移植期间血小板低时月经来潮出现大出血。其实，很多女性运动员在参加重要比赛时也会有这种需求，但是具体如何做，需要根据你的血小板预期水平来决定。假如预期未来数日你的血小板可维持较高水平，就不用特殊处理，移植过程中月经来潮也不要紧，保持外阴清洁就好；但如果预期血小板数值低，月经血量较多，可选择炔诺酮或雄激素等药物以推迟月经或减少月经量。另外也可给予输血小板及红细胞支持治疗。"

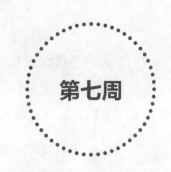

第七周

第**45**天

2018年2月22日　星期四

天气：小雨

移植并发症：药物性癫痫

移植中输注白舒菲（白消安）突发癫痫如何处理

下午跟着麦师姐值班，我才充分理解了移植病房的值班医生一定要在移植舱里的原因。

盼了许久，何阿姨仍没有找到合适的无关供者，最后移植组决定选择她正在读高三的独生子作为供者，综合考虑，还是选择了比常规剂量略低的移植方案，以求在疗效和副作用之间寻求平衡，但牛主任说这个剂量还是比较大，不能算非清髓移植[1]。前天就入舱开始移植前

---

[1] 非清髓移植，又称减低预处理剂量移植，适用于年老体弱但又需要移植的病友，一度非常流行。然而减低剂量也会减弱对肿瘤的杀伤，因此何阿姨选择了一个剂量略低但又可以清（骨）髓的方案。限于篇幅，具体方案在此处略去。

预处理了。

今天，当我们正在舱里整理病历，值班护士突然大叫："值班医生，快来6床！快来！"这种慌张对训练有素的移植舱护士而言，是极其罕见的。麦师姐一跃而起："何丽芬出事了！"

当我们用最快的速度冲进病房时，发现何阿姨的床上流了一大片鲜红的血，她紧咬牙关，双眼上翻，身体还在不停地抽搐，太恐怖了！说时迟，那时快，师姐来不及换（第二件）隔离衣，一个箭步冲上去，一手压住出血的部位，另一只手将何阿姨的头扶成侧卧位，呼叫护士拿来压舌板、开口器，保持她的呼吸道通畅、避免窒息，还安排我和旭尧按住何阿姨的手脚关节，并立刻静推安定10mg……

一阵手忙脚乱之中，张老师也赶到了，一边指挥给予何阿姨高流量吸氧、持续使用镇静剂、请神经内科会诊，一边检查何阿姨的心电、血压、氧饱和度等指标（原本已经24小时监护了），又用检眼镜看了看眼底（没有眼底出血）……幸运的是，何阿姨很快就醒了，问答切题，神志清楚。经过详细检查，何阿姨除了自行拔除锁骨下静脉导管导致出血不少外，并没有其他伤口。再追问她是怎么回事，她回忆说只是当时觉得很不舒服，双手有些不受控制，然后就什么也不知道了。

看到何阿姨病情稳定，张老师在现场给我们上了一课，他认为这可能是药物引起的癫痫——今天移植预处理方案中使用的白消安[2]会导致药物性精神神经症状，虽然我们已经用了苯妥英钠预防，但也不可能100%避免，当然，我们还需要抽血化验排除其他问题。

---

2 在造血干细胞移植的预处理中，大部分的病友都会用到白消安，而这种药物可能导致癫痫。药物均存在或多或少的毒副反应，而白消安联合环磷酰胺使用，则可能加重神经毒性，大多表现为出现幻觉、嗜睡、困倦、精神错乱等。

毒副反应有个体差异，虽然医生会提前做各种预防用药措施，用药过程也受到严密监控，但也未能100%地避免。因此病友及家属应了解这方面的相关医药学知识，这样，面对突发状况时也不会太过慌乱，能够冷静应对，大家一起构筑安全用药的防线！

癫痫发作有什么危害

张老师还特别表扬了麦师姐处置得当："要知道癫痫如果处理不当，后果可是很严重的。有些病友在癫痫阵挛期会将舌头咬破，也可能会呼吸道痉挛，造成窒息；同时，阵挛期病友四肢肌肉收缩，很容易造成肌肉损伤、关节脱臼；频繁的抽搐也会让脑缺血和脑缺氧加重。小麦的紧急处理措施很恰当。"

张老师语重心长地说："临床上的抢救就好比是与死神拔河，病友命悬一线，稍有不慎，就全盘皆输。你们一定要学好专业，掌握好临床技能，这样才能救死扶伤啊！"

这边护士重新连接好输液管道，并告诫何阿姨不能再拔出管道等等。待一切稳定下来，我们继续留守病房。移植舱外，隔着探视窗可以看到张老师正在向何阿姨的丈夫交代着什么，她的丈夫频频点头。而回头看，何阿姨大概是累了，沉沉地睡着了。整个病房，一片安宁。

师姐还在忙着整理病历，盯着师姐忙碌的侧影，旭尧由衷地赞叹："难怪姜暮烟（《太阳的后裔》的女主角）说，你不知道我工作的时候有多性感！师姐真是太酷了！"——他，居然全然不顾我的感受！

可到底要多久，我才能像师姐一样，面对这种突发情况能保持镇定，手到病除呢？医院真是一个战场，你永远不会知道下一秒会发生什么，唯有时刻准备着，捍卫生命！

移植病友何时可以出移植舱

第**46**天

2018年2月23日　星期五

天气：多云

移植病友何时出移植舱

移植病友何时可以出移植舱

今天是轩轩移植的 +11 天。

早上主任进舱查房，根据血象变化判断轩轩已经造血重建，大家都很开心，帽子、口罩之间的眼睛都眯成一条缝，在经历一番努力后，轩轩总算走在渐渐康复的路上了。

轩轩瞪大了眼睛问牛主任："医生伯伯，什么是造血重建呀？"

牛主任弯下腰来："用最通俗的语言来说，得了白血病好比庄稼地里长了杂草，杂草会让庄稼长不好，让人饿肚子。骨髓移植的过程就是把庄稼里的杂草全部杀死，然后种进去新的种子，现在你的庄稼已经长出来了！"

轩轩恍然大悟："那我是不是很快就可以出去跟小伙伴们一起玩了呀？但是我现在嘴里还是很痛，怎么办呀？"

"只要你乖乖听话，勤漱口，护士姐姐给你口腔护理时不要乱动不配合，她们会给你涂'秘方'。"

"秘方？"

"对，就是十六角蒙脱石（思密达）＋白介素 2/ 表皮生长因子＋复合维生素 B 混合的药膏，很快就会见效的！记得乖乖吃药，过几天就不疼啦！"

轩轩乐得合不拢嘴，连声答应着说："好的！"

下午再看轩轩，这个小淘气睡得正熟，嘴里嘀嘀咕咕地说着梦话："终于熬过来了呢，从现在开始，我再也不吃药了！我要大吃大喝。"哎，这个小淘气，好不容易才走到今天这一步，可别又出什么岔子啊！

窗外的雨，依旧慢慢地飘着，飘到地上，和已经落地的雨滴融在一起，形成一个个小水潭。嬉闹的小朋友们，在小水潭上蹦跳，溅起新的雨滴。它的生命虽然那么短暂，仅是在空中划出一条转瞬即逝的弧线，却是那么优美，给雨天增添了不少情趣呢！

"美丽吗？我心似透明的雨花，它在云里发芽，它在天空开花，每一朵都那么潇洒……"旭尧望着窗外轻声哼着。我转身，与他目光相碰的一刹那，两人发出会心一笑，大概都读出了对方的心思吧。但愿这次轩轩真的愿意听话配合治疗，也希望他能早日康复，回到属于他的乐园吧！

专家点评　异基因造血干细胞移植过程中，供者的正常造血干细胞输到病友体内后，沿着血液循环到骨髓定居，并发育、分化形成白细胞、红细胞、血小板等功能细胞。当造血功能恢复（也就是白细胞 $\geq 0.5 \times 10^9$//L 和血小板 $\geq 20 \times 10^9$/L）后，需稳定几天后再考虑出层流病房，不过这仅是移植后 3 年征程的开始。

对于正在接受异基因造血干细胞移植的病友来说，造血功能恢复后出层流病房只是移植获得成功的第一步，当然，这也是非常关键的一步。但是在此之后，仍然要面对包括细菌、病毒、真菌等各种感染和移植物抗宿主病、免疫功能恢复、原发病复发等诸多风险，需要病友和医护人员高度警惕，逐一克服、渡过难关，只有这样，才能获得造血干细胞移植的最终成功。

第 **47** 天

2018 年 2 月 24 日　星期六

天气：小雨

移植并发症：肝功能损害

移植并发症：肝功能损害

今天是何阿姨预处理 +6 天，像往常一样，刚过 7 点，天还蒙蒙亮的时候，我就进舱了。去看何阿姨的时候，她感应到我来了，睁开眼打了个招呼。奇怪的是，我注意到今天她的眼睛有点特别，嗯，是眼白有点黄。等张老师来，我说明了这个情况。张老师瞬间变得特别严肃，立刻换上隔离衣进舱为何阿姨做详细的检查，然后让我追查今天的生化指标——也就是说，她的肝功能可能又出现问题了。果然，今天的化验提示胆红素[1]升高了 3 倍，转氨酶[2]也升高了 2 倍多。

张老师分析，她本身肝功能就不全，加上预处理化疗剂量远远高于常规化疗量，因此再次出现了肝功能损害[3]。所幸发现及时，张老师给她加用了两组护肝药物，并叮嘱我们每天都要监测肝功能变化，特别要提防 VOD[4]（肝静脉闭塞综合征）。

幸运的是，随后的检查结果显示，何阿姨的肝功能损害没有加重，还在可接受的范围内。我到探视窗给何阿姨打电话告诉她这个好消息，何阿姨比了个"OK"的手势，一切尽在不言中。

有时候，关爱比我们想象中的更锐利，它可以成为战胜病魔的有力武器。

生活，就像夏天的柑橘树，挂着青皮的果。苦，是一定的，但甜，也开始了。

1　胆红素：胆红素是肝功能的重要指标之一。它是人胆汁中的主要色素，呈橙黄色。它是体内铁卟啉化合物的主要代谢产物，浓度过高有毒性，可对大脑造成损害。但胆红素也有很多重要的生理功能。

2　转氨酶：肝功能的重要指标之一。包括谷丙转氨酶和谷草转氨酶，是催化氨基酸与酮酸之间氨基转移的一类酶，在肝、心、脑等组织中含量较高。

3　监测重要脏器功能：在移植前化疗中、造血干细胞移植前预处理中、移植后使用各种药物尤其是预防移植物抗宿主病（GVHD）的药物时，以及发生 GVHD 等病理过程中，均可能对病友的心、肝、肾等重要脏器功能产生影响。因此，移植前后均要监测重要脏器功能，并给予相应的保护措施。对于脏器曾经受损的病友，可采用减低预处理剂量的造血干细胞移植方案。

4　VOD（肝静脉闭塞综合征）：移植中较为严重的并发症。又称肝小静脉闭塞症（HVOD），窦状隙梗阻综合征，为肝循环的非血栓性梗阻，伴有小叶中心性窦状隙纤维化及常见肝小静脉的纤维化狭窄或者闭塞。临床可出现肝脏肿大、疼痛、腹水等，半数以上患者可以康复，但也有很高的比例发生不治。

第**48**天

2018年2月25日　星期日

天气：小雨

移植并发症：GVHD

移植并发症：GVHD 是什么？如何处理

　　轩轩这个熊孩子，今天干了一件特傻的事！

　　早上一到病房，就听见轩轩大喊："不是说细胞长起来就好了么？怎么还要吃药还要打针！我不要，我不听，我不管，我要妈妈，呜呜……"

　　他边哭边用手揉着眼睛，可我发现他手臂的皮肤上有很多红疹，拿不准是什么，就请张老师来看。

　　张老师仔细检查了轩轩，又看了看他的检查结果，很严肃地说："轩轩应该是出现 GVHD 了，就是移植物抗宿主病，但轩轩的 GVHD

出现得太快了，同时有皮疹、转氨酶和胆红素升高，腹泻和口腔溃疡也加重了，很少有这么猛的。这是为什么呢？"

我知道所谓 GVHD，就是来自供者的异体造血干细胞在宿主体内植活后，重建的异体供者造血 / 免疫系统对宿主自身器官发动的免疫攻击反应，其中皮肤、消化道和肝脏是最重要的三个靶器官。GVHD 是把双刃剑，当 GVHD 表现为轻度时，对清除残留白血病细胞之类的恶性细胞是有益的；但 GVHD 太重却会破坏宿主自体组织器官，甚至会导致死亡。

在探视走廊上，张老师对前来送饭的轩轩亲属说："这么重的GVHD，恐怕凶多吉少。"

"啊？怎么会这样？"得知此事，轩轩妈妈一下子哭了出来。

轩轩爸爸努力控制着情绪："医生，能麻烦你给我们讲清楚一点吗？为什么那么严重啊？"

轩轩奶奶瘫坐在地上："那，那要怎么办？医生求求你无论如何一定要救他好吗？我只有这个孙子，他年纪还那么小……"看到他们这样，我心里难受极了。该怎么办呢？

可我们都想不明白，轩轩刚刚造血重建，一切指标都不错，我们停了各种静脉用药，刚改为口服，明明一切都很顺利，今天怎么突然就出现这么重的 GVHD 呢？

突然，我发现舱里的轩轩做了一个奇怪的动作，猛然间我想起了什么，赶忙再一次进了舱。冲到他床边，掀开床垫，我惊呆了！

他居然将所有药片都藏在了床垫下面！我的天啊！所有的口服药物，包括免疫抑制药，他居然一粒没吃！难怪 GVHD 发生了。

轩轩啊轩轩，你什么时候，才能够长大呢？！

我立马用电话告诉张老师，张老师又第一时间向牛主任汇报了这件事情。护士长和护士们也赶了过来，原来轩轩在护士发药后假装吃在嘴里，等护士一走又吐了出来。

我还从没看过张老师发这么大的脾气，他发怒了："轩轩，你这是在玩命啊！"

主任指示给轩轩静脉用药环孢素 A（又称新山地明）、糖皮质激素（甲强龙）和 CD25 单克隆抗体（巴利昔单抗）。这些药物可以抑制他体内的免疫反应，减轻 GVHD 对各器官的损害——但也同时增加了发生感染等副作用的机会。如果不行，还要加上其他免疫抑制药物。

麦师姐说："还好你发现及时。无论如何，轩轩这一次淘气的代价可太大了——就算能保住小命，要多花几十万药钱不说，还有发生发热、腹泻、肺部感染等各种可能，受大罪了！"

专家点评

GVHD 是什么？白血病治疗中常见的 GVHD 有哪些？GVHD（移植物抗宿主病）是异基因移植（allo-HSCT）后特有的并发症，由供体 T 细胞攻击受者同种异型抗原所致。产生 GVHD 需三个因素：移植物中含免疫活性细胞、宿主含有移植物中所没有的 HLA 抗原，以及宿主无力对移植物发动有效的免疫防御。GVHD 的严重程度随个体而异，也有部分个体不发生，轻度的 GVHD 对于预防恶性疾病的复发是有益的。

大致而言，异基因移植后移植物抗宿主病的发生率约为 50%～70%，在移植后 100 天以内发生的一般称为急性移植物抗宿主病，主要影响皮肤、消化道和肝脏，可引起皮肤斑丘疹（多发于手掌、足掌、面部、四肢）、腹痛及腹泻、黄疸等，一些严重病例可损害重要脏器甚至威胁生命。慢性移植物抗宿主病一般在移植 100 天之后发生，也可由急性移植物抗宿主病发展而来，主要表现为口眼干燥、皮肤、关节以及肝肺等脏器损害，伴体重减轻。

（轩轩不吃药的情节来自一个真实的故事。在那个真实的故事中，那个顽皮的小男孩很快死于 GVHD。）

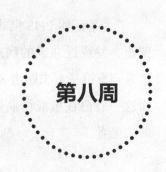
第**50**天

2018 年 2 月 27 日　星期二

天气：阴

病友宣教会！共赢

移植病友管理为什么可以用 PHS 共赢模式

下午两点半，十三楼由陈护士长主持的病友宣教会现场座无虚席。

首先由张老师介绍了移植物抗宿主病（GVHD）的原理和防治知识，当然，轩轩的故事也不可避免地被提起。

然后他解释了 PHS 共赢理念："为什么一定要第三方学生和社会，也就是 S 加入？因为光靠病友 P 和医院 H 无法实现平衡——病友（P）最缺乏的是专业信息、心理、物资等支持，医护（H）虽然有经验、有专业，但缺乏精力和时间，而一旦引入专业的第三方学生和社会（S），他们拥有前两者没有的时间、精力和各种资源，可帮助 P 和 H，而三方互动的过程也能促进 S 的成长和自我价值实现，这就实现了优势互补、互利共赢。"

"为了证明 PHS 模式的可行性，我们在 2014 年做了一次近万人的调研，发现近九成的病友和病友家属 P，以及超过八成的医护人员 H 都希望有第三方志愿者 S 的加入，以专业协助改善医院常规医疗环境。而这一意愿在血液科病房尤为强烈！"然后，张老师介绍了我们现场的志愿者。

控制感染，从正确洗手开始

随后，陈护士长讲解了移植病友的饮食要诀"清洁、可口、营养均衡"等，她说："保障病友安全，控制感染，应该从洗手做起。下边，有请我们科的共青团员们和血缘服务队的志愿者们给大家示范标准的七步洗手法。我们团支部正在争创青年文明号，请大家支持我们。"

配着《洗刷刷》的音乐，旭尧领着 6 朵"金花"，表演了连夜自编自导的融合了手语、爵士、伦巴和街舞等动作的"七步洗手操"。

表演结束了，大家都报以热烈的掌声。还有几个年轻女孩子直接冲上去向旭尧要了微信号。真不愧是个"迷妹收割机"啊！

旭尧猛然转身，我来不及收回眼光，被他的眼神撞个正着，他得意地眨了眨眼睛。嘿！尾巴都快翘上天了！

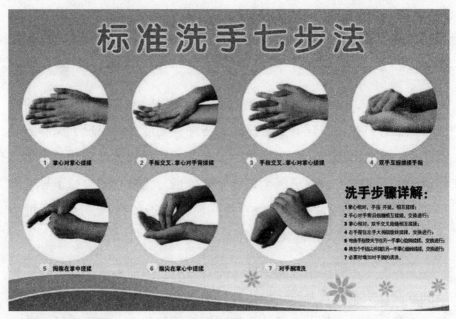

标准洗手七步法

第**51**天

2018 年 2 月 28 日　星期三

天气: 多云

移植并发症: 深静脉感染

移植并发症: 深静脉导管感染如何处理

　　昨天下午, 细心的护士发现孙诚锁骨下静脉导管穿刺口周围的皮肤有点红肿, 挤一挤还有点分泌物和压痛, 高度怀疑出现了深静脉导管感染, 就立即报告了值班医生。果不其然, 很快孙诚就开始发热, 体温超过了 38.5℃, 值班医生请示张老师后, 当机立断拔掉了导管, 剪下导管头送了细菌培养, 并在第一时间给予了高档、足量的抗生素, 抗菌谱覆盖革兰阳性菌和阴性菌。

　　今天下午, 细菌室打来电话, 导管口培养出细菌, 证实了导管感染的诊断。所幸处置及时, 没让孙诚受太大的罪, 他的体温也很快恢复了正常。不过, 他血常规的白细胞等各种数值仍是迟迟不见上升, 科室再次召开疑难病例讨论会, 一致认为目前已经是孙诚移植后的 +42 天, 可以诊断为"移植后植入不良", 因此需要再次输注供者 (其母亲) 的造血干细胞, 同时可以输注他儿子冻存的脐带血干细胞作为补充。

我偷偷问麦师姐，孙诚的植入不良和没能及时输注干细胞有没有些关系？她无言地点了点头。可是，为什么明明他妈妈的造血干细胞数量足够，各项检测合格，可孙诚还是出现了植入不良呢？为什么要同时输脐带血干细胞？万一再不行怎么办？一串又一串的问号困扰着我。

　　"你知道在输注的所有细胞中最终能归巢到骨髓的比例有多少么？"张老师问道，"根据研究，仅有 1.56% 会在 24 小时内归巢到造血老家——骨髓。通常我们通过静脉输注造血干细胞，这些细胞会经过静脉系统回流到右心（心脏的右半部），再经过心脏的泵血作用经过肺循环到达左心，再通过左心的泵血功能，经过各级动脉到达骨髓滋养血管，最终进入骨髓造血组织，重新构建造血系统。造血干细胞需要经历'两万五千里长征'方能到达骨髓，此后才能逐渐恢复正常的造血功能。无疑，如果能提高细胞对骨髓的归巢率，就可以提高造血干细胞移植的效果，还可以治疗移植后植入不良。这也是我们团队会花数年时间，致力研究的课题。"

　　如果大地的每个角落都充满了光明，谁还需要星星？谁还会在夜里凝望，寻找遥远的安慰？（江河《星星变奏曲》）唯愿这发光发亮的星星能照亮太阳照不到的地方，照亮孙诚的世界！

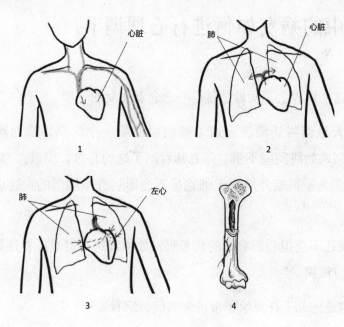

输注造血干细胞"漂流记"

第八周

第**52**天

2018年3月1日　星期四

天气: 阴

心理调节 3：移植中

移植中的病友如何进行心理调节

在这个世界上，父母总是心心念念着儿女的一切。

今天是何阿姨输注造血干细胞后的第一个星期，然而输注细胞后，何阿姨始终闷闷不乐。张老师看出了她的心思，说道："您不用担心啦，您儿子捐献外周血干细胞是不会影响身体健康的，这也是他的愿望呀。"

"我还不是担心影响他的高考吗？你说我这么遭罪还要连累孩子，真是不应该啊。"

"这是您儿子托我给您带进来的信，您看看吧！"

纸上还残留着一丝消毒剂的味道（因为所有送入移植舱的纸张都必须进行灭菌处理），但何阿姨展开信纸，迫不及待地读了下去……

亲爱的妈妈：

您好点了吗？

是您，给了我生命，让我看到如此美好的世界。高考有很多次，而我的妈妈只有一个。现在，当我有机会报答您，我怎么会拒绝呢？倘若您缺席了我的人生，我就算赢了高考，又还剩下什么呢？还有什么比和您一起分享高考中榜后的喜悦，更让我快乐的呢？妈妈，您要保重自己，相信自己，相信医生，更要相信您的儿子！

让我们一起努力，跨过这道坎。您可一定要答应我，做一个健健康康、快快乐乐的妈妈。让我陪着您，好吗？

您的儿子：贝宝

眼泪一直在何阿姨眼眶中打转，最后忍不住纷纷落下，她喃喃地重复："妈妈答应你，答应你，一定，一定……"

曾经，儿子是她的软肋；而今，却成了她战胜病魔的盔甲！

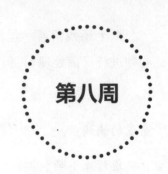

第53天

2018年3月2日　星期五

天气：阴

跋山涉水的爱

跨越空间的爱

等了那么久，今天雯雯终于可以移植干细胞了。

万水千山总是情！输细胞时，我和旭尧在移植窗外陪雯雯说话，她笑得很开心："我全身都轻松了，好像卸下了一个沉重的包袱，我一定会很快好起来的！"我仿佛看到，此时此刻，她体内所有的恶细胞已经被打得落花流水，干细胞的大军正沿着血管四处游弋，在各处播撒着希望的种子。这种感觉就像在游戏里打败了大 boss，全身光圈环绕，升级进阶。

"我是何等幸运，能够在这里，享受着家人的爱，享受着社会爱心人士的帮助，享受着你们对我的爱护。虽然我不知道这份骨髓是谁给我的，也不知道那些帮助我的人姓甚名谁，但是我真的很感谢他们，我觉得自己幸运之极！等我出舱，我一定要做点什么来回报社会！"她接连用了三个"享受"来表达自己的心情，冲我们傻笑，满足得像个吃饱了奶的婴儿。

为了表示感谢，她写了一封信，托骨髓库的工作人员交给无关供者（按中华骨髓库规定，供受者可以写信，但必须彼此保持匿名联系）：

给素未谋面的好心人：

您好，我是有幸接受了您生命大礼的移植病友。

当得知自己患上白血病后，我迷茫、怨恨、绝望。上天为什么那么不公平？为什么偏要我患上这种绝症？那时候的我，在无边的黑暗中找不到出路，我以为这一生也就这样完了。

可是在这茫茫人海中，您出现了！在坠入深渊时，是您拉了我一把，让我不再这般狼狈地躺在绝望中；在漆黑的夜里，是您给了我一盏明灯，照亮了我的前路。这可能这只是您众多善举中的一次，可是您无法想象这到底给了我多大的希望。是您，让我有了一次新生的机会！

谢谢您捐献的干细胞，它们已经顺利输入我的身体，我会好好地活着，不辜负您的爱心。将来，我也希望像您一样做有爱的志愿者，好好回报社会。

再次谢谢您，亲爱的好心人。

愿您一切安好。

心中充满感恩和希望的移植病友

雯雯的家人和未婚夫来了，他们继续聊着未来，她想好好活着，找份工作，孝顺父母，挑个好日子结婚；她想好好生活，闲暇时间便去旅游，去逛街，去做那些普通人做的事情。她哽咽着对未婚夫说："等我出来，就做你的新娘。"

"好，好，你一定会好起来的。"他冲她咧了咧嘴，憨憨地笑着。

是的，这将会是一场马拉松，一场并不轻松的拉锯战，但我们终究会跑到终点的！

第八周

第**54**天

2018 年 3 月 3 日　星期六

天气：小雨

移植并发症：阑尾炎

移植过程中发生罕见并发症急性阑尾炎如何处理

今天是雯雯移植 +2 天，但一早就出了状况。

凌晨时分，雯雯便被疼醒了过来，刚巧我跟着麦师姐值班，听到呼叫铃跑过来时，见她捂着肚子迷迷糊糊地喊疼，也发起了烧。

"右下腹压痛、反跳痛，阑尾炎？"我和麦师姐体检后都这样判断，并马上报告了张老师。

张老师很快从家里赶来，路上还打电话调来了急诊 B 超，B 超室老师给雯雯检查，发现她右下腹有管状弱回声，那是充血肿大的阑尾。

教科书上说，阑尾炎首选外科手术。但雯雯目前白细胞几乎为零、血小板也很低。随后赶来急会诊的外科医生坚持认为，风险太高，无法手术。

"哎呀！这可怎么办啊？雯雯现在做手术耐受不了，不做又疼得厉害。可一旦阑尾炎穿孔，那可是要死人的！"旭尧急得团团转。我知道，旭尧以前因阑尾做过手术，有经验。

难道雯雯也难逃厄运？昨天不还好好的吗？李涵已经走了，难道雯雯也……我的眼泪又不争气地滚落下来。

"别急，我们已经给雯雯进行综合内科保守治疗，用上了最好的抗生素，估计可以。她现在已经好多了，只不过烧还没完全退下来，还得进一步观察。"张老师看上去很镇静。

"我还以为阑尾炎都得开刀呢！这也能用内科治疗？"我和旭尧都很讶异。

麦师姐笑了笑："不一定的。阑尾炎在教科书上确实都建议手术，但最近张老师让我统计了过去十年来我们医院 770 多个移植病例，移植期间发生阑尾炎的就有 10 个，而且全都是用抗生素内科保守治疗好的。根据我们过去十年的经验，我判断雯雯会好起来的。"

"我们查过，国际上还没有发表内科保守治疗阑尾炎尤其是这样粒细胞几乎为零移植患者的大型报告，"张医生若有所思，"其实在没有外科手术的古代中国，中医的《伤寒论》还记录着两个治疗阑尾炎的药方呢！或许你们愿意和小麦一起完成这篇 SCI 文章？我甚至在想，如果内科治疗对我们这样患者的阑尾炎效果都很好，教科书中阑尾炎首选手术的结论是否需要修订？"

"真的吗？我们也能参与 SCI 文章写作？"我们不禁兴奋道。

"临床最重要的是能解决问题，而科研呢，则是要创造性地解决问题。像我们这个规模教学医院的使命，绝不仅仅是治病救人，必须还要教别人如何治病救人。因此我们要做研究。与世界上别的国家相比，丰富的病例就是中国医生最难得的优质资源啊！对于聪明、勤奋的中国医生而言，关键是要学会用扎实数据来说话，这种数据往往需要下真功夫、笨功夫的。这样吧，查病历数据的事，小麦已经忙了大半年了，你们愿不愿意去帮忙？数据完成后，这几天我们一起加加班，周末把英文稿写完投出去吧。"说到学术，张老师立马神采奕奕，一不做二不休地打电话给病案室，办了相关手续，请他们调出了那些病历。

一下夜班，我们三个都像打了鸡血似的，杀去病案室。

不过，尽管已经做好了充分的心理准备，推开门的那一瞬间，我还是被惊呆了。天哪！新的、旧的、薄的、厚的、卷边的、甚至发黄的病历成摞、成摞地堆满了整个房间——和这些病历比起来，一尺多厚的内科学和外科学，真是小巫见大巫了！

"每一份病历就是一个病友的故事啊。这有多少份啊？"我不由开始数了起来。

"只是其中的十分之一而已。"麦师姐的声音从某个山谷里传过来。慢慢我才知道，这其中有好些病历都属于同一个人，某些移植病友的病历堆起来居然比我还高。

师姐不知从哪突然冒出来，拿出一张大表，教我们如何在这高高的病历山中"挖掘"数据。我和旭尧默默相视了一眼，这科学家之路任重而道远啊！旭尧装作惆怅，叹道："天将降大任于斯人也呀！"

为了雯雯，我们开始并肩战斗，熬夜值班的疲劳也在笑声中烟消云散了。

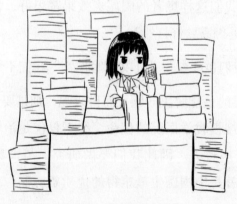

在"病历山"中挖掘数据的"小医生"

154

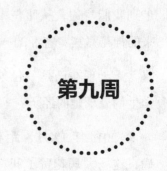

第九周

第**58**天

2018年3月7日　星期三

天气: 阴

病友入课堂！共赢

PHS 共赢：病友入课堂

开学了，今天张老师带我们（还有一个神秘嘉宾）去给留学生上英文课。留学生是我们学校的一个特色，也算是符合"一带一路"国策吧，目前已有 800 多名国际学生在大学学习，不过多数来自东南亚和亚非拉国家，西方发达国家的暂时比较少。

张老师给大家讲的是《造血干细胞移植》，他的课一如既往的风趣、生动、活泼、严谨，或许是熟悉了，我第一次觉得听英语和听中文一样舒服。在课堂提问环节，有位留学生问了一个在白血病移植治疗中如何加强对病友的人文关怀问题。张老师咧嘴一笑，说："我没有得过白血病，也没有接受过移植手术，但是……"他意味深长地停顿了一下，"这里有一位老师，她可以为你们解答。"话毕，张老师大步走到我们身边，从座位中牵起一位女士站到讲台上。她就是张老师带来的神秘嘉宾：曾经的一名白血病移植病友——天天。

天天现在已是一位外贸学院的老师，她用流畅、动听的英语跟留学生们分享她的经历：

"2014 年 12 月，距离毕业还有半年时间，我被查出来患有白血病，这场大病花费了我将近两年的时间，直到今天我才赶上同龄人的脚步。很多时候，我会刻意忽略这两年，把时间点从生病断掉的那一刻和开始慢慢走上正轨的现在直接拼接起来，可能是因为生病那段日子太过痛苦，所以潜意识里会自动忽略掉那段记忆。但是真实存在的事情，并不会因为我不去想起，就没有发生过。

"失而复得和虚惊一场，大概是世界上最美好的两个词。所以很多病友在诊断出白血病时都希望是误诊，我也不例外。在生病过程中，我觉得最难的就是要接受自己患病的事实，心理上的打击比生理上的痛苦更为煎熬。但是当这件事情过去后，转身回头看，世间除了生死，其他都是小事。"

天天深吸了一口气，继续娓娓道来："移植顺利完成只是万里长征的第一步，之后还会有很漫长的抗排异、防感染、防复发等路程……知道吗？因为可能有很长一段时间不能去公共场所，你就没有了社交和娱乐，如同一个废人，于是，人会变得很暴躁或者性情大变。我当时刷着朋友圈，看到身边的朋友都已经毕业工作了，而我只能在家熬着漫长的康复过程，于是我变得很暴躁，经常发脾气。回想起来，真的很感谢家人对我的宽容和爱护、朋友的开导，让我能在那段黑暗的时间里，学会和自己独处。面对孤独，有时候慢就是快，不要着急。康复是一场旅行，健康才是最大的事。"

天天转过头，用中文对我们和张老师感激地说："我很喜欢《琅琊榜》里经历过生死的梅长苏，在戏里他有一句台词就是'既然我活了下来，就不能白白地活着'，所以时至今日，在遇到困难的时候，我也以此勉励自己，那么艰辛困苦的日子我都经历过并且坚持了下来，即使如今在追寻自己梦想的路上比同龄人慢了很多，失去了很多机会，我也不曾放弃。"

天天整个人看起来还是有点虚弱的，但是脸上却一直带着很灿烂的笑容，让我似曾相识，也让我们在阴沉的天气里看到了阳光。天天说："病来如山倒，病去如抽丝。康复治疗不是一蹴而就的，不要着急，自己可以多和情况好的病友交流吸取好的经验，遵照医嘱按时服药和复诊。那些病情比较棘手的病友也不要失望，生命每一刻都在创造奇迹，医学也在不断进步，不要放弃对生命的希望。最后，希望白血病可以早日被完全攻克，同时也希望所有白血病病友可以早日康复！在此也向所有帮助过我的人致以最诚挚的感谢！"

所有人，当然包括张老师，都对"天天老师"的授课报以热烈而持久的掌声。

这节"病友入课堂"的课让我们受益匪浅，不仅学习了身为一个医生应该掌握的专业技能，更让我们学习了怎样去用心做一个技艺精湛兼备人文情怀的好医生。

一个企业要有自己的文化，才能在竞争中立于不败之地。一个民族要有自己的文化，才能源远流长。同样的，一个医院要有自己独特的文化，才能称得上是真正救病治人的医院。最近在医院里，我与旭尧感受最深的就是，医疗要"以人为本"——这个人不仅包括病友，也包括医务人员和我们医学生。我们若不开心，又怎能有发自内心的微笑，让病友觉得愉悦呢？

每当有恶性伤医事件袭来，我都很难过。医生和病友，本来应该是并肩作战的战友，现在却被妖魔化成了势不两立的敌人。我从小就立志要当一名"一切以病人优先"的好医生，但现实却如瓢泼大雨一般，浸没我这颗锐意进取的心。我们现在面对的，是高强度的工作和低微的薪水，但最让人伤心是不断地被误解，不得不承受难听的辱骂，甚至打杀。我在心里默默地呐喊着，不应该是这样的！然而，我的呐喊却是如此无力！

可是，今天我又从课堂上看到了希望！原来那颗医者仁心，从未改变。想要创建良好的医患关系，就要学会如何与病友交流，这不仅要有大善，更要有大智和大勇，这就是我们团队反复强调的 PHS 共赢吧！

注释："天天"的经历为真人真事，为保护主人公隐私，故采用化名"天天"。

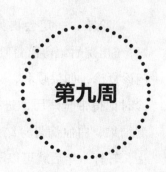

第九周

第**63**天

2018 年 3 月 12 日　星期一

天气：多云

出院后需要注意什么

出院后需要注意什么

今天是轩轩移植后 +28 天，这个小调皮最近恢复得挺好的，总嚷嚷着要出院。你看，他绕着护士站走来跑去，刚把人惹毛了，又会抱着你"姐姐长、姐姐短"，把护士们逗乐了，整个病房俨然过年一般热闹——真不愧是属猴的小家伙。

今天查房时，牛主任终于也松口了，让他回家，这个调皮的小精灵一蹦三尺高！轩轩的家人也很兴奋，冬去春来，盼星星盼月亮，终于盼来了这一天。

办完出院手续，轩轩妈妈拉着孩子向医生护士道谢。小调皮长大了，萌萌地瘪着嘴："叔叔、阿姨，我舍不得你们！但是，我要跟你们再见啦。哦，不对，不对，是再也不见喽！"

"哈哈，一定会再见的。"张老师摸摸轩轩的头，回头嘱咐他爸妈，"出院后记得监督轩轩按时吃药，就算没有不适，每周也要定期到门诊复诊，如果顺利，3个月后一般就可以改为每2周复诊1次了。复诊时记得带全病历，进行血常规、肝肾功能、药物浓度、相关病毒检测结果、白血病骨穿结果等，我们会根据结果逐渐调整药量。理想的话，轩轩一年后就可以不用服药了。"

"各位医生、护士，这些天辛苦你们了，我们轩轩的命，是你们救回来的，大恩大德我们无以为报……"一家人拎了一篮水果和一面锦旗，紧紧抓住医生护士们的手，说不出话来。

"这是我们的职责！回去好好照顾轩轩吧，要知道，移植不只是手术，今后还有复杂的造血和免疫重建，这是个系统管理工程，任重道远呢。"

他们走出病房后，张老师跟我们说："异体造血干细胞移植病友出院后一般需要服用特殊的免疫抑制药物，防止免疫排斥和GVHD的发生，如果病情稳定，就可以慢慢减量。轩轩体内植入的异体供者造血干胞和自身细胞需要磨合，就像是军民关系，打仗之后需要休养生息；免疫抑制剂则是军民之间的禁枪令，为他们磨合提供时间。另外，此类病友还需间隔使用抗病毒阿昔洛韦类和磺胺类药物防治各种感染，再有就是服用护肝、护肾药物等。"

轩轩不知又从哪跑了出来，再次跟我和旭尧告别——这两个大小男孩玩得很好。虽然不舍，但这样的告别毕竟是件好事，轩轩的健康比什么都重要。

目送这一家大包小包满怀欣喜而去。我不禁感叹，生命的可贵之处或许在于它是一个过程，别离或者死亡是它最终的结局。很多时候我们都以为生命很脆弱，但有时他又可以坚强到让人叹为观止，虽然这代价有时很大。但是，不管多远、多艰难的道路，我们都要坚持走下去。

为何不在这场人生的旅途中，放眼收尽沿途的群山绿野，数遍生命的点点滴滴呢？背负明天的希望，在每一个痛并快乐着的日子里，才能走得更加坚强；怀揣未来的梦想，在每一个平凡而不平淡的日子里，才会笑得更加灿烂。只要不放弃，就没有什么能让自己退缩；只要够坚强，就没有什么能把自己打垮。坚持，一切都会好起来的！

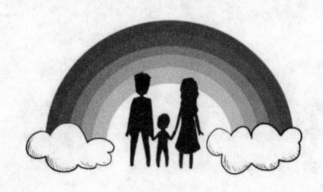

一切都会好起来的

第**64**天

2018年3月13日　星期二

天气：多云

造血重建是什么

造血重建是什么

早上查房时，张老师对何阿姨说："最近您的骨髓造血也恢复了，可以考虑让您出院。"

何阿姨激动地问道："是真的吗？我骨髓造血恢复了，那我还需要多久血象才可以恢复呢？"张老师笑了笑，回答道："血象恢复就是骨髓造血功能恢复，您儿子的造血干细胞在您骨髓里已经定居、增殖、分化成功了，恢复了您的造血系统。接下来，您的身体和您儿子的造血干细胞还需要磨合，再适应一段时间后才算大功告成！"

何阿姨一副若有所思的样子："嗯嗯，我明白了。儿子大了主意就大了，那他的细胞一定也是。我一定会好好配合治疗，他过些日子就高考了，我希望能陪在他身边，这可是他人生中的关键时刻，我不想缺席！"

"当然可以！"张老师点了点头，又打趣道："这次是你儿子把你'重生'了一遍，以后可不知道谁该叫谁妈妈喽。"

"是啊，是啊！乱套了，乱套了！"何阿姨笑得合不拢嘴。

好事成双。查到下一个移植舱时，发现雯雯的造血功能居然也恢复了！望着窗外阳光灿烂，万物生长，充满希望的生活是多么美好！

张老师对雯雯说："你的造血功能虽然恢复了，不过因为移植前没缓解，所以还是要提防复发，我们要定期进行各种检测，监测肿瘤细胞在你体内的变化情况。你又是无关供者异基因造血干细胞移植，需要提防 GVHD、病毒感染等并发症。所以，你的造血虽然现在重建了，但免疫系统恢复会很慢。你知道艾滋病吧，艾滋病重症患者 $CD4^+$ 细胞可能少于 $200/mm^3$，但你们的 $CD4^+$ 细胞是从零开始生长，所以，你目前的免疫力比艾滋病重症更糟糕。恢复期间你要十分注意，尽量减少外出活动，有什么问题及时联系我们。"

"好的，谢谢张医生，真的特别感谢您！"雯雯激动地说。

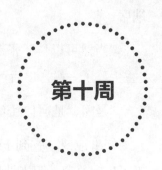

第十周

第**66**天

2018 年 3 月 15 日　星期四

天气：中雨

捐献造血干细胞！信念

捐献造血干细胞应该有怎样的信念

造血干细胞捐献登记过了一个多月，今天突然接到了一个陌生电话，居然是中华骨髓库打来的：我和一个病友配型相合！听到结果的那一刻，我欣喜若狂，这是真的吗？我终于可以捐献造血干细胞了！我一直觉得自己是个极普通、很渺小的人，但是现在的我拥有了捐献造血干细胞的机会，就和别人就有了那么一点点的不一样呢！

不过诈骗电话这么多，我又有点担心，于是拨通了骨髓库志愿者娟姐的联系电话，她惊喜之余，帮我确定了这是事实，我"哇"的一声，欢呼着跳了起来！

改变世界很难，改变他人也难，但改变自己很容易。只要迈出小小的一步，就一定会有不一样的天地在等着我。骨髓库的工作人员再次打电话跟我确认，并提醒我，捐献造血干细胞建立在自愿的基础上，虽然在捐献过程中可以改变捐献决定，但是放弃捐献对病友来说将是沉重的打击。

我对他们说，放心！每一名志愿捐献者都可能是救助病友的唯一希望。人命关天，除非万不得已，我绝不会做那个给人希望又亲手将希望毁灭的人。上苍给了我这个机会，意味着我是某个病友活到最后的希望，特别是当病友已经进入无菌移植舱，接受了致死量的放化疗，免疫力为零的时候，一旦反悔（悔捐），就意味着某个生命因此将不能及时得到救命的造血干细胞，很可能会死于感染和并发症，多么危险啊！——孙诚不就是一个鲜活的例子吗？

我签同意书的初衷是为了救人，又怎么可能在紧要关头反悔（悔捐）呢？何况，我不止一次见到牛主任、张老师、麦师姐这样的医生团队告诉供者："我们医生的职责就是要确保你这样无关供者的绝对安全。"没错，说的就是绝对安全！

张老师反复告诉我们："每个人都是会犯错的，我们只有依靠系统和团队，才能克服人性的弱点，才能确保医疗不出错。"

我迫不及待地要将这个好消息告诉旭尧！

注释：中华骨髓库热线电话：010-65126600。

第**67**天

2018年3月16日　星期五

天气: 雷阵雨

血小板输注无效

血小板输注无效如何处理

昨天状态还很好的孙诚今天又出现了发热、感染的症状，更麻烦的是，他外周血血小板数值一直低于 20×10^9/L。虽然他昨天已经输注过两袋血小板，但今天他的外周血血小板数值仍没有一点提升。麦师姐告诉我们一个计算公式，经过计算，孙诚已经出现了"血小板输注无效"。

随后，孙诚外周血中又查出了针对血小板的特异性抗体，显然，这种情况下的血小板输注无效是逐渐发生的——因为植入不良后反复输注血小板，刺激机体产生了血小板抗体，这种抗体又会导致输入的血小板很快被破坏，以致出血的高风险，同时也意味着需要更多的血小板！

这也是白血病病友要输单采血小板而非手工分离血小板的原因——因为手工分离血小板来自 5 ~ 10 个供者，很容易发生血小板输注无效。

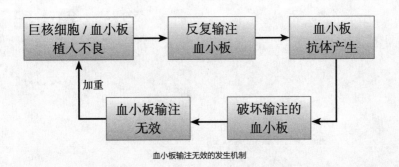

血小板输注无效的发生机制

血小板输注无效会导致很多严重的问题，尤其是可能导致致命的大出血，同时让很多药物难以使用。而一旦合并感染，会导致血小板进一步暴露隐蔽抗原，吸附抗体，被抗体包被的血小板很快又会被清除。感染与植入不良交织在一起"狼狈为奸"，形成恶性循环。现在最重要的就是控制住感染，并加强血小板的输注。这时候，需要专业的技术，比如选择 HLA 配型相合的人捐献血小板。

这次孙诚还能挺过来吗？我在心里默默为他祈祷。

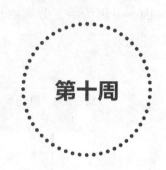

第**68**天

2018年3月17日　星期六

天气: 多云

科研与公益

为什么要做与造血干细胞相关的科研实验? 为什么要选有公益心的人做医疗和科研

张老师曾说过: "医疗是解决问题, 科研是创造性地解决问题。医疗和科研都很难, 有公益心的人才能做得最好。"

当听说张老师在招大学生创新创业课题(简称大创)的科研助理, 我和旭尧, 还有几个同学来到了实验室竞聘(PK)。我们竞聘的方式不是考试, 而是参加正式的实验室操作培训, 考核组会以我们表现出来的研究精神和动手能力来评价和选拔。

师姐首先为我们简单介绍了这个大创实验的目的, 就是研究如何提高造血干细胞的归巢率, 改善移植的效果。实验采用小鼠作为研究对象，先将小鼠分为不同组，同时给予致死量预处理放疗；再用不同方法输入供者造血干细胞；最后比较各组造血恢复情况，以确定最佳的干细胞移植方法。

我和旭尧非常清楚这个科研的目的，完全就是为了更多更好地救治病友。源自临床问题，通过科学方法深入研究，研究成果又可以快速应用于临床。这就是我们所追求的科学研究，又叫转化医学研究。

在这个动物实验方案中，我们用黑白两种不同的小鼠分别做供受者，其中一种是绿色荧光蛋白（GFP）转基因的小鼠，这样供者细胞在受者小鼠体内的行踪就一目了然。据说，GFP 基因来自深海水母，通过基因工程技术整合到小鼠每一个细胞的 DNA 里面。麦师姐打开荧光灯，GFP 小鼠全身细胞发着绿光，太神奇了，一派"高大上"的感觉。

"太美了！我之前一直觉得科研都是整天神神秘秘的，科学家们都是些怪人。"一位同学大大咧咧地说着。

麦师姐的脸闪过一丝苦笑："你说得没错，科研是很辛苦的。往往是十年磨一剑，辛苦了好多年，却可能什么结果也没有。"

张老师接过话茬说道："正是因为难，需要时间久，所以我们才会从有公益心的同学中优选精英来参与科研。如果带着急功近利的心来做科研，一旦遇到挫折就会退缩，或者投机取巧，甚至是弄虚作假！科研是我们整个事业最重要、最核心的部分，对不对？因为解决医疗的难题说到底还是要靠科研。

"对于我们这样的大医院来说，进行科研，不仅仅是为了救治病友，更是要站在世界科学的殿堂上，告诉别人如何救治病友。而任何新方法，在应用于临床之前都要经过科学的验证，动物实验则是不可跳过的一关，目前我们的研究对象便是小鼠，一旦成功还要经过大动物实验，以及临床试验，才能最终进入大规模临床应用。"

我突然想起之前和麦师姐做的有关移植期间抗生素治疗阑尾炎的项目，那也算科研吗？

听了我的问题，麦师姐含笑点了点头："是的。再告诉你们个好消息：今天凌晨，我们那篇论文被移植领域著名的《骨髓移植》/《Bone Marrow Transplantation》杂志接收了。"

哇！第一次感到科研和临床如此接近，我心潮澎湃。我一定会珍惜这个难得的科研机会，但愿我们能早日做出想要的结果！

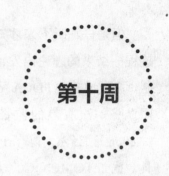

第 **70** 天

2018 年 3 月 19 日　星期一

天气：小雨转中雨

成果：PHS 三方共赢

PHS 三方共赢：我们的成果，医疗品质会

本该是一个美好的休息日，但一想到满满一天的讲座，心里不免有些微微烦躁。之所以只是"微微烦躁"，因为这次讲座的内容让我还觉得有些兴趣——医疗品质管理论坛。

"医疗品质管理"的理念已经深入我的脑海。自从 1 月 24 日听了国际医疗品质协会（ISQua）的 CEO 讲课之后，我对医疗品质有了基本的了解和浓厚的兴趣。另外，还因为在张老师和我们的团队帮助下，我在日常的生活和学习中也尝试着使用了这些管理常识，果然更有条理、更有效率了。古人不是说"修身、齐家、治国、平天下"吗？不过，我还需要从零开始学起。

上午主要讲的是管理工具的应用。首先讲课的是一位资深护士长，主题是"科学护理的质量管理基本原则与持续改进"。我很好奇护理讲的品质管理是什么样子的，我要做的是医生，沾边吗？

但是仔细听下来才知道，管理的套路都是一样的，都是从结构—过程—结果的理论出发，立足于现状，从各个环节进行改进和质量控制。一次成功的 PDCA 循环，需要一个很棒的 idea、一个执行力很强的团队、一次有效的监督机制和最终的实施，最重要的则是标准化（Action）。当然，除了 PDCA 循环，今天还讲到了其他很多的管理工具，比如 TQM、QCC、CQI 等。

　　比如，有一个数据让我印象深刻——99.9% 的正确率意味着什么？意味着每天北京机场有 1 次飞机着陆是不安全的；意味着每年我国会发生两万起药物处方错误；意味着每天全国会发生 50 起新生婴儿头向下坠地的事件……人非圣贤，孰能无过？但医疗差错却是不能承受之重，这样惊人的数据让我感受到了医疗质量管理的重要性，如何确保万无一失甚至百万无一失？这正是强调医疗品质管理的最终意义。

　　随后张老师上台，他简介了团队如何降低免疫低下病友肛周感染率和提高血液科血小板供应的品管圈工作。服务队通过增加稀缺医疗资源供应，在时空上精准对接供需双方的要求。听说他还就此写了论文，并向著名的国际医疗品质协会 ISQua 投稿了，题目是《以 PHS 共赢的实践提升医疗品质改进能力》/《Innovative Development of Capacity of Quality Improvement with the Practice of PHS Win - Win》，目的是向世界分享血缘服务队在系统水平提高医疗品质和安全的经验。我们的创新思维在于，一方面，引入专业医疗志工 S，改变了医疗的结构，构建了三角形的稳定关系，实现优势互补，互利共赢。如同淘宝网的出现，不仅改变了买卖双方的关系，还强大了淘宝网自己。另一方面，高校是实现医疗、教学、科研和公益资源整合的最佳场所。虽然这些内容我已经听过很多遍了，但是这一次，我又领悟到很多。

　　最后一个讲者说的是"提升服务对象的获得感"，所谓就医获得感，就我理解，应该不只是治好了病，还包括心理、精神和社会交往的健康，这些在我们既往的医学教育之中太缺乏了。据说，这已经写入了我国的"十三五"规划。

　　看来，路漫漫其修远兮，吾将上下而求索！

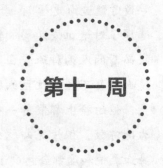

第**72**天

2018 年 3 月 21 日　星期三

天气：多云

医学是科技，也是爱

有温度的医学是科技，也是爱

孙诚走了！

今天对我来说是异常沉重的一天，我写不下去，就借用旭尧的日记如下。

今晚注定是一个不安定的夜晚，孙诚病危。我和苏伶，跟着麦师姐在病房值夜班。突然，值班电话响了，听完电话，她俩就都立马朝舱内跑去。紧接着张老师也来了，我不能跟着进去（我是非医学专业的学生，一般情况下不允许进入移植舱），只能跑到探视窗外。

三天前，孙诚因为免疫力低下并发了间质性肺炎，现在情况很差。他的血中检测出了大量的巨细胞病毒，但因为骨髓造血恢复不佳，限制了最有效的抗巨细胞病毒药物更昔洛韦的使用（更昔洛韦会导致骨髓造血更糟），严重影响了抗病毒的治疗——退而求其次，医生选择了对造血恢复影响较小但抗病毒能力也较弱的膦甲酸钠，还有超级昂贵的人丙种球蛋白等等，不过看起来抗病毒的疗效不佳。因而，造血恢复不佳和抗巨细胞病毒治疗成了恶性循环，限于两难。连续几天，他的脸上都戴着一个大面罩，面罩后面连着呼吸机。虽然他很努力地呼吸，但情况却越来越差，脸浮肿着，脸憋得青紫，连轻轻翻个身血氧饱和度都会急剧下降，喘不过气来。

张老师给麦师姐和苏伶看了他的床边胸部X片，苏伶后来告诉我，正常的时候，肺里充满了气体，而孙诚的整个肺部已经完全变白了，因为每个肺泡都有渗出水肿，从而严重影响了气体的交换，丧失了肺的功能。这种间质性肺炎的情况有点像2003年那场惊天动地的非典（SARS），但这次的罪魁祸首则是巨细胞病毒。其实几乎每个人都曾感染过巨细胞病毒，但正常情况下不会出现临床症状，一旦免疫力极度低下就可能爆发，当发展为巨细胞病毒相关的间质性肺炎，死亡率则高达80%。孙诚就处于这样命悬一线的时刻。

医生和护士都在里边专注地抢救着。此时，孙诚的母亲、妻子、女儿，甚至襁褓中的儿子都赶来了，等在探视通道的窗口外。抢救中，移植舱的窗帘是紧闭的，隔绝了两个世界。而我能做的，就只能是陪伴和安抚忧心忡忡的家属。

抢救持续了两个多小时，时间是如此地漫长，孙诚的家属和我一直在焦急等待着。相处那么多天后，我们之间早已不仅仅是医患关系，更像是朋友，我们都真心希望孙诚能早日恢复健康、早日出院，渴望奇迹的出现……

张老师神色凝重地从移植舱走出来，我的心一下子提到了嗓子眼，千万不要是那个结果啊！疲惫的张老师缓慢地摘下口罩，告诉孙诚家属："我们已经尽力了，对不起！孙诚可能撑不过今晚了，你们可以进移植舱跟他道别，但是要穿上防护服，而且空间有限，只能进两个人，半个小时，可以吗？"

若不是我扶着，孙诚母亲差点就瘫倒在地了，大家急忙把他母亲扶到椅子上坐下。妻子上前拉着她的手颤声说："妈，您跟囡囡进去看看阿诚吧。"

老人家恍若未闻，不断呢喃着："诚儿最喜欢吃我做的乌饭团了，我这就回家给他做，这就回去。等他好了回家就能吃到了……"喃喃着，却瘫在那儿动也不动。妻子和女儿见劝不过她，只好自己进舱，拜托我照顾一下老人家和宝宝。

苏伶后来告诉我，她们母女俩穿上隔离衣，戴上了口罩和帽子后，只能看见一双红红的眼睛。她们进了舱后，却在病房外互相安慰了许久才迈进孙诚的房间，刚踏进舱时，她们的眼睛都湿了。整整68天了，这还是她们第一次这么近距离地看到孙诚，第一次可以握住他的手。他已经憔悴、虚弱得不成样子了，脸肿肿的，但还戴着面罩，完全像是另一个人，只有眉眼之间还能看出依稀的神采。这68天，孙诚经历了一个又一个生死轮回，他想说话，却因为戴着面罩说不出来；她们想哭，但孙诚却费劲地抬起手指做了一个"嘘"的手势，他不想她们半夜三更哭出声来影响其他病友……

病友通道的门关上后，窗帘也没再拉开，站在舱外的我，只能透过舱内的灯光看着他们的剪影：灯光下，孙诚妻子和女儿围在床前，握着孙诚的手、抱着他，久久、久久、久久——多么希望此时此刻，时间能静止下来，哪怕多一分一秒也好。最后，她们扶着孙诚挣扎着坐了起来，三人抱在一起，身影定格在这一刻，我再也忍不住了，别过头去。

我双眼朦胧！人到中年的孙诚，他打拼了那么多年，事业刚有起色，还没来得及让母亲安享晚年，却要让她承受白发人送黑发人的煎熬；还没来得及跟妻子如约厮守下半辈子，如今却连最后的情话都说不出口；还没来得及看女儿长大和出嫁，更还没来得及陪伴儿子成长……有那么多美好和必须做的事情没有做，却再也走不出这移植舱了，我多希望这一切不是真的……

恍惚中，有人拍了拍我的肩膀，叹息道："孩子，不哭，男儿有泪不轻弹啊。"原来是孙诚妈妈，她抱着熟睡的孙子对我说："宋医生，我知道你们已经尽力了，我们都尽力了。谢谢你们。"

孙诚妻女俩也已经出移植舱的时候，眼角还挂着泪珠。她们对我深深鞠了躬："谢谢你们！"说完递给我们一封张纸，原来是孙诚写给我们的，上面歪歪斜斜地写着："尽力了，谢……"我的泪水再也忍不住了！

孙诚妻子说："我现在知道，人生充满戏剧性，起起伏伏，以前我们总觉得来日方长，很多事情可以等明天。孙诚打拼了大半辈子才换来了事业的成功、家庭的幸福，但最后却这样一个结局……不过，他和我们从来没有放弃对未来的希望。孙诚是个坚强、勇敢、有担当的男人，他说过他无悔此生，只是遗憾没能陪着我们走下去。谢谢你们一直以来的照顾和治疗！这段日子，他太累太辛苦了，他尽力了，我们所有的人都尽力了。阿诚曾说过，如果可以的话他愿意捐献眼角膜给需要的人，就像那个李涵一样，我们都同意。宋医生，麻烦你给联系一下吧。阿诚是个好人，如果他能带给别人光明，他身体的一部分能在这个世界上继续活下去，我们也会多一点念想。我们大家都尽力，希望这份爱能传递下去，让这个世界更美好！"

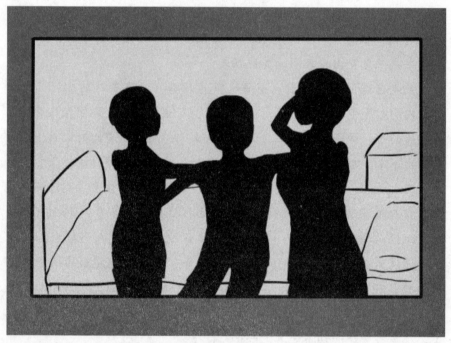

离别前的相聚

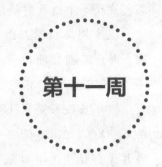

第十一周

第**75**天

2018 年 3 月 24 日　星期六

天气: 小雨

移植后的工作与婚育

移植后可以正常工作、结婚和怀孕吗

今天是雯雯出院的日子，算起来，她可是我遇到的第一个白血病病友，我也见证了她战胜病魔的过程。看着她迎来了新的人生，我感慨万千。当然，不禁又会想起李涵，那个乐观善良，却因为缺少一份血小板而离开我们的小天使。

上完课，我便急忙赶到病房与雯雯道别，刚好看到张老师正在叮嘱她："雯雯，出院是一件值得庆祝的事情，但是你出院后还需要一段休养期，在此期间如果出现了医嘱上提到的情况，一定要及时到医院就诊。看门诊时，记得带你的出院小结，并及时填写你的服药表格和检测结果。"我看到她的出院小结是这样写的。

（1）注意休息，减少到人多、空气污浊的地方，如有发热、腹泻、皮疹等不适及时随诊。

（2）周二、周五上午血液科移植教授门诊随诊；复查血常规 1 ~ 2 次 / 周，定期监测肝肾功能、巨细胞病毒 DNA（CMV-DNA）、EB 病毒（EBV-DNA）、环孢素 A（CsA）血药浓度。

（3）出院带药：①移植后常规用药：复方磺胺甲噁唑片（百炎净）0.96g 口服，2 次 / 日（3 月 25 日开始，用一周停一周），阿昔洛韦咀嚼片（邦纳）0.4g 口服，3 次 / 日（4 月 1 日开始，用一周停一周）；② GVHD 防治：环孢霉素软胶囊（新赛斯平）75mg，2 次 / 日（不可随意停药及减量，门诊检测浓度，并由医生调整用量）；③真菌预防（一级长疗程）：氟康唑（大扶康）200mg 口服，1 次 / 日（复查 CT，门诊调整治疗）；④多烯磷脂酰胆碱胶囊（易善复）0.456g 口服，3 次 / 日（一周后复查肝功能再做调整）；⑤若经济条件许可，建议每周使用 5 ~ 10g 人免疫球蛋白。

（4）不适随诊。

雯雯的妈妈在一旁担心地问道："医生，雯雯以后还能够像其他女孩子一样生活吗？还能结婚吗？"

"只要她能顺利度过接下来的一段时间，没什么不可以的。先在家休养 6 个月到一年吧，但免疫力完全稳定要 2 ~ 3 年时间，此后即使工作，强度也不宜太大。一般从事白领的工作是可以的。结婚没问题，夫妻生活也没问题，但移植对生育的影响比较大，可能会引起女性提前闭经，只有少数女性可以保留卵巢功能，重新排卵（也就是定期会有月经），如果能这样的话，还是有可能怀孕并生出宝宝的。当然，生孩子的机会有多大，孩子能否健康，只能留到将来再说。现在雯雯最需要的是好好休养。"

临行前大家一起拍照留念，好开心啊！

晚上，我在微信上看见雯雯在极少数几个人能看到的朋友圈上发了长篇的"出院感言"。

我觉得自己是上帝的宠儿，虽然我得了一场大病，但一直以来身边都有那么多关心、爱护我的人陪着我、支持我、鼓励我，与我一起战胜病魔。因为两次化疗都没能缓解，张医生建议我做移植。关于是否做骨髓移植，我经历了很久很久的思想斗争，因为骨髓移植的风险是很大的。但是这个世界上，最不想你死的人除了自己和家人，就是医生了。所以我最后选择了相信医生，尽力配合治疗。

　　做骨髓移植时要住在百级层流病房，相当于一个病危状态。做了大剂量化疗之后，我的身体就相当于被按了清零键，免疫力很低，血象几乎为零，所以在这种时候很容易出血。有一晚，我开着昏暗的小台灯吃东西，吃着吃着忽然想吐，就往垃圾桶里吐了一团黑乎乎的东西，打开光管一看，发现自己吐的是血，当时倒没觉得怕，居然还很认真地研究了一下，心想原来武侠小说里说的吐血是真的呀，哈哈哈……后来因为肚子痛、拉肚子（阑尾炎？）要禁食一周，每天就是靠打营养针来维持营养，不能吃东西，就只能每天看美食节目来解馋，简直就是在徒增自己的欲望！

　　从百级病房转到万级病房后，我每天都盼着血象能够快点长起来，早点出院。但我的血小板一直长不起来，最多的时候一天输了16瓶丙球和两袋血小板。总算盼来了出院的日子，今天走出病房的那扇门时，心里浮现的是港片中犯人出狱不回头的场面。幸运的是，我出院了，也迎来了新的人生。在此衷心地感谢所有帮助过我的人，是你们给了我生的希望和坚持的勇气！

如何应对移植后的四肢无力

今天其实也是何阿姨出院的日子，她终于也挺过了大大小小的难关。送她出院时，何阿姨的儿子热情地跟我打了招呼，脸上少了一分稚气，多了一份成熟。我问他将来想考哪里，他笑了笑，说想考医学院，以后想成为一名医生，帮助千千万万的病友脱离病痛。我问他："不怕医闹吗？不担心5+3吗？没想过还有随后2~4年的专培吗？"他似乎懂又似乎不懂，只是傻傻地、坚定地笑。看到他这么自信、充满阳光的样子，我心里很慰藉，相信他会如愿以偿成为一名好医生的！

送完雯雯，何阿姨已经换好衣服，收拾妥当，准备出院。她烫着卷发，精神而洋气，看起来依然是那么的和善，脸上一如既往地挂着淡然的微笑。看出我的疑惑，她拉着我的手说："这是假发啦！哈哈！"

"我的一生都很知足。其实我很清楚自己的身体情况，一直大病小病不断。但是每挺过来一关，我就对自己的命运就更释然一点。做人，不如意的地方太多，过去一直纠结为什么会这样，为什么会那样，生了病，反而一切都坦然接受了。我想我能做好的就是好好治病，好好活着，好好爱所有爱我的和我爱的人。这次感谢你们的帮助和鼓励！我知道我儿子的愿望，他也希望未来可以成为和你们一样优秀的医生！"何阿姨停顿了一下，接着说，"对了，张医生，我最近总觉得下肢有点乏力，这是为什么呢？"

张老师轻轻地拍了拍她的肩膀说，"您想想，您多久没活动了？再加上各种药，特别是激素，移植后出现各种轻微的不适是很常见的，四肢无力就是其中之一，不用太担心，但是也要记得及时复诊。因为移植后的并发症很多，临床表现也类似，所以不论有事没事，最近每周都要看医生啊。如果你需要，下周你来门诊时，我帮你推荐一个我们医院的名老中医，中医在调理体虚和胃口差方面是有一套的。至于你儿子，他一定会顺利的！"

看到何阿姨走出病房的背影，让我想起了奥斯卡·王尔德的一句话："我们，生活在阴沟里，但依然，有人仰望星空。"

李涵，雯雯，还有何阿姨，是我这三个月照顾的三个女病友，如今都各有归宿。那三张床，不久就会有新病友入住。医院里，处处都是迥异的人生，每个病友都有自己的故事。

"碧云天，黄叶地，春色连波，波上寒烟翠……"走在林荫大道上，旭尧顺手接过一片落叶，吟出了这首词。别处叶落而知秋去，广州叶落而知春归，一时间满城尽带黄金甲。满地黄叶衬托着生命的轮回。真美！"三生三世十里桃花"那种世外桃源固然值得憧憬，可眼前这"三生三世十里黄金叶"的美景也让我们兴奋不已！

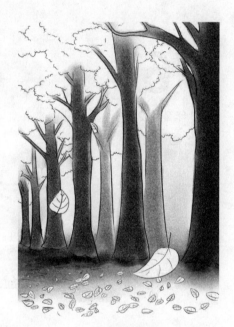

林荫大道十里黄金叶

落叶飘向冥冥世界，归于沉寂，没有什么力量可以挽回一片落叶，可以让它重回枝头、鲜绿如初。它们最后将深入泥土，化为淤肥，滋养另一个新的生命，这是它自身的延续和超越，也是落叶美丽瞬间的永恒。其实，我们身边不乏美景，只是缺乏发现美的眼睛，缺乏那份发现美的心境！

专家点评　造血干细胞移植后部分病友会出现四肢无力的症状，原因主要是：

（1）长期卧床，进食差，营养不良，血钾低；

（2）长期应用激素造成骨质疏松；

（3）中枢神经系统感染甚至中枢神经系统复发；

（4）移植后免疫系统紊乱造成神经脱髓鞘病变。

因此，出现四肢无力一定要及时复诊，给予正确治疗，以免延误病情。

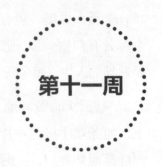

第**76**天

2018年3月25日　星期日

天气：雷阵雨

独木不成林！公益之路

百城同步献血——公益之路独木不成林

今天天气虽然不是很好，但我们却感受到了浓浓的春意。早上，我们血缘服务队一行8人和众多志愿者齐聚在珠江新城保利时光的露天会场，一起参加一场特殊的志愿活动兼纪念会——广东狮子会2017—2018年度会员无偿献血联合服务日暨血液银行六周年纪念。

这是一个名为"红色行动，血液银行"的项目，正式启动于2012年3月24日。众所周知，广州是全国最大的医疗中心之一，每年的临床用血量多达一亿毫升，居全国第二（仅次于北京），也因此经常出现医疗用血供应不足的情况。

为了缓解这种现状，广州血液中心和广东狮子会启动了此项目，通过实际行动感召和鼓励广大市民参与捐献全血、成分血（血小板和造血干细胞），力所能及地帮助血液病病友摆脱无血可用的困境。经过六年的发展，现在每周六在广州中怡广百献血点举行的"为爱接力"系列活动已成血液银行的常态化服务。相关活动不仅在全省，更是延伸到了广西、湖北等地，影响范围大大扩大……

广州血液中心肩负着广州市无偿献血招募和血液采集与制备、保障辖区内130多家医院的临床用血供应以及医疗用血业务指导等责任；承担着广东省血液质量控制中心的职责，为全省采供血机构开展业务培训、技术指导、质量控制与评价。献血网络逐步完善，在广州市区设立了15个固定献血屋，50个流动献血点，努力实现"提供优质服务，爱护献血者热情和爱心，让献血者满意；提供合格血液，保障用血者输血安全，使用血者放心"的承诺。

为了让更多人了解血小板，我们团队以《朗读者》的形式演出了舞台剧——"让爱活下去"，就是春节期间定稿的剧本的一部分。现场大家反响十分热烈，队员们也非常开心。我们希望能够以我们的力量通过拍摄视频、组织献血、开展讲座等活动倡议社会多方组织多方力量联盟共同为血小板捐献活动而努力，改善血小板资源稀缺现况。

此外，还有广东省红十字会，青年志愿者协会等等，都是无偿献血志愿服务行业的领头羊。看过这次活动后我才知道，原来，有这么多组织这么多人和我们一起在为血液的紧缺难题付诸行动，这是多么温暖的事情啊！独木不成林，我不禁对未来更是充满了希望。

拓展视听　　欢迎扫描二维码欣赏"让爱活下去"舞台剧剧本介绍及演出音频。这场舞台剧表演不止一场，得到了广泛的好评。

第十二周

第**80**天

2018 年 3 月 29 日　星期四

天气：多云

捐献造血干细胞的感受

捐献造血干细胞的流程和感受

　　自从登记成为中华骨髓库的一名志愿捐献者后，我一直在期待能够真正捐献造血干细胞，这一天终于来临了——这下，我亲爱的朋友们，你们知道为什么这几天我好像失踪了的原因了吧！

　　中华骨髓库的工作人员告诉我："现在，我们只采集外周血造血干细胞，不再采集骨髓，这个方案已经过全球上百万捐献者验证。首先皮下注射动员剂 G-CSF，将骨髓血中的造血干细胞动员到外周血中，再从捐献者静脉（通常是手臂肘静脉），通过血细胞分离机提取造血干细胞，非造血干细胞的其他血液成分仍输回捐献者体内。采集造血干细胞如同采集血小板几乎完全一样，非常简单。整个采集过程中所用的器材都经过严格消毒，并一次性使用，可以确保捐献者的安全。因为，只有确保了你的安全，才能保证需要造血干细胞的那个病友的安全，对不对？"

爸妈一开始听说这个消息时，很不理解我的做法，连夜赶过来劝阻。直到我将我的日记给了他们，他们连夜读完了我的日记，才红着眼圈说我长大了。于是他们双双请了年假来支持我！

然后呢？这几天，就好幸福！

采集干细胞就安排在我们大学的第一附属医院。医院说，捐献造血干细胞是件大好事，所以医院安排我们住进了 VIP 病房（注：我们医院所有造血干细胞供者均是如此，并无特例喔）。VIP 病房真宽敞，还能自己做吃的——所以爸爸专门为我做饭，妈妈照顾着我的日常起居，他们还说，平时隔得远，很难照顾得到，这次要把我像"大熊猫"一样照顾，要我以最好的状态"生产"干细胞。虽然医生说捐献前正常均衡饮食即可，可爸妈变着花样做的饭菜太好吃了，让我足足胖了一小圈——照照镜子，哎呀我的小蛮腰呢！可他们还嫌我吃得不够多——难怪人家说有种瘦叫"妈妈觉得瘦"呢！又听妈妈说，爸爸去单位请假时可自豪了，一开始单位还不批准，后来爸爸逢人便讲我要捐造血干细胞的事，凡是有人敢反对的，爸爸就和他不停地讲道理说故事（全是我日记的内容，哈哈哈~），到最后，所有人都竖起了大拇指！老爹真棒！

护士每天都会来为我胳膊上皮下注射动员剂 G-CSF，她们知道我是志愿捐献造血干细胞的又是志愿队的，都对我格外热情，除了每天打一针，还让我每天都吃点钙片和维生素。我深刻感受到，我们付出的每一份善意，总会在某一天得到回馈。

要说有点不适，就是注射动员剂之后会有轻微的头痛和腰腿酸痛，不过很快就会缓解。这些轻微的不良反应根本不值一提，尤其是和白血病病友的病痛比起来。

到了昨天，采集的前一天，直到晚上 11 点才给我注射动员剂。护士姐姐告诉我，细胞在这个时间会相对活跃，这样能够采集到更多的造血干细胞。

最让我感动的其实是旭尧，他已经去了很远的单位实习，但还是会每天赶回来陪我，老是调侃我"快生了"，没羞没臊的（捐献造血干细胞，是为了给予病友新的生命，旭尧因此称之为"生孩子"）。说惯了，昨天我和他在小花园散步时，一不小心脚下一滑，他啊的一声脱口而出："你都快'生'了，怎么那么不小心！万一有个三长两短，让我可怎么活啊！"那么大声，把所有在小花园里休息的男女老少都吸引得转过头来看我。那份尴尬，羞死我了！！！不过，回头再想想，最后那句玩笑话，还是让我心里美滋滋的！

今天是第五天，是采集的日子，小潇姐温柔地用胶布把导管固定好，随后叮嘱我不要乱动，避免留置针脱出。她还夸我勇敢，羡慕我幸运。其实我只是一个平凡的女生，实话说，也曾害怕，也会犹豫，但是在深入了解过造血干细胞移植后，我知道捐献造血干细胞其实这并没有什么危险，而且旭尧的陪伴和心中的善念也一直鼓励着我，让我有勇气向前。

捐献的过程中，旭尧一直陪在我身边，但却一反常态，默默不语，或许他心里也是挺紧张的吧。我调侃这个老冤家道："宋旭尧（送需要）啊送需要，你还会真的担心我啊？放心，姐没事的，正在为人民服务呢。"

他有点不愿承认，但还是点了点头，说道："其实，从道理上讲，我虽然知道捐献过程很安全，却从情感上仍然会心疼你！现在，我也挺能理解那些阻止供者捐献的家人，毕竟，他们不了解啊。你爸妈不也是看完了你的日记才支持你的么？你好好躺着吧，我在想笑话呢。对了，给你看我新学的魔术。"说完掏出两根橡皮筋，摆弄了几下，只见两根原本纠缠着的橡皮筋在他双手中倏地一下分开了，看得我两眼发光，嚷着要他教我，他宠溺地笑了笑，便在我床边轻轻坐下细致地讲解。小潇姐很贴心地转过头去拉着爸妈说话。

整个采集用了四个小时，但因为有旭尧的陪伴，我一点都不觉得枯燥，而躺在床上除了腰酸几乎没有别的不良反应。一直以来我们对造血干细胞捐献有着很深的误解，觉得整个过程会很痛苦，怕留下后遗症。但我捐献过造血干细胞后，可以负责任地说，我所感受到的痛只是扎针的一瞬间，整个采集的过程并没有其他不适和伤害。从小到大，我为了治好自己得过的病打过那么多针，现在为别人扎一次也没什么，那一刹那的疼痛，也许就能换回一条新的生命，何乐而不为呢？

第**81**天

2018 年 3 月 30 日　星期五

天气: 多云

公益纪念音乐会

书稿完成公益纪念音乐会

　　李涵有一个愿望，她希望把自己的经历记录下来，让更多的人关注这个群体，唤起社会的关注，让爱传递，让病友得到拥有生的希望。而这，便是这本书的缘起。

　　在大家的共同努力之下，今天我们的书稿完成了。为了纪念，雯雯还请来了自己音乐学院的志愿者朋友，举办了一场公益音乐晚会。

　　窗外，冬季过去了，南方的春天空气特别湿润，滋润着每个人的心田。再次看到大家，感觉特别奇妙。我们曾经是素不相识的陌生人，命运却让我们有缘相遇、相知、相伴，一起并肩作战。旭尧数了数，今天是我们见习开始后的第八十一天，恰好应了"九九归真"的圆满。

轩轩似乎长高了，却还是那个好动的小屁孩，一看到我就"姐姐，姐姐……"喊个不停。我知道，经检测，他的地中海贫血也通过移植治好了。

雯雯在一旁最后一次审校书稿。她已经决定病好了以后当一名医务社工，为了自己，也为了无数象自己一样需要帮助的病友。她说感觉每做一件善事、每帮助一个人，李涵的生命就延续了一点点，希望更多的人能够和自己一样，在黑暗绝望时看到李涵的微笑。雯雯还告诉我说，李涵的父母现在把她当做自己的孩子，经常来看她。因为这场病，发现这么多真心对她好的人，收获了真爱，还有新的父母，真好！

何阿姨没见过李涵，听我们不断说起她，轻轻叹了一声："她真是一个好姑娘。她那做医生的愿望就让我儿子帮她实现吧。"何阿姨现在安心在家休养，研究各式食谱，她说："一家人平平安安，平平淡淡，比什么都重要。"

李涵的父母很想来，但最终还是没来。雯雯说，李涵曾经在父母的支持下签了捐献器官的文件，但最终因为事发突然和各种原因，她最终仅捐献了角膜——天哪！我是第一次得知此事，突然觉得悲喜交加——既心疼又感动！那么说来，李涵那双美丽的大眼睛应该还在这个纷繁世界的某个地方看着我们呢！

当星海志愿者林老师的"天空之城"小提琴乐声想起的时候，在场的每一个人都被震撼了、感动了……蓦然回首，越是在漫长抗争后到来的东西，越值得我们去珍惜。那些不幸的人儿，岁月终究还是善待了他们。

雯雯说，如果李涵能今天亲自在现场，该多好？！说这话时，雯雯笑得好灿烂、好美——是啊，如果她在，她一定会来，以她的性格，肯定会爽朗大笑的。

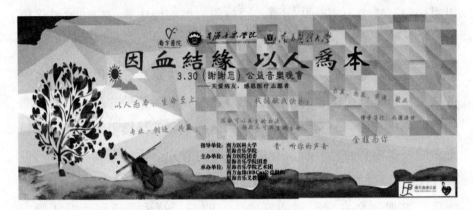

注：我们3.30日音乐会的宣传展板

后记

　　转眼就是一年。书稿又改了好几遍，终于要正式出版了。我们也有了很多新的小伙伴。

　　回想过去的一年，感慨万千。我们在血液科移植病房，跟随着牛主任、张老师、陈护士长、麦师姐、小潇姐他们学习到了很多宝贵的临床经验和科研知识；我们一起目睹了五位病友的病情起伏，甚至是生死离别。白血病对于他们来说，是极不喜欢但却不得不相处的朋友，他们是真正的斗士，每一次的治疗都是一场没有硝烟的战争，他们需要与病魔殊死搏斗，还需要调整心态，与很多潜伏的未知因素对抗，而我们所能做的事情真的非常有限，在治疗中，他们始终是孤军奋战的。

　　谈谈几个病友的情况吧。何阿姨很稳定。而轩轩因为治疗 GVHD 时使用大剂量激素，出现了股骨头坏死的症状，走路一瘸一拐，需要拐杖，但估计做了股骨头置换术就没有大碍了。雯雯的情况总体很好，只是有轻度的 GVHD，表现为眼干、口干，但轻度 GVHD 对杀伤白血病细胞是有好处的。总之，一切还在掌控之中。

　　不是每个人都是医生，但我们每个人都曾经是病友。所谓病友，就是指那些暂时需要帮助、和我们每个人一样的普通人。我们每个人都知道疾病袭来时的痛苦与绝望，也知道亲人离世时的无助与茫然。但是，医生不是神仙，医学终究是一门不完善、不完美的科学，无论是医生还是病友，我们都要接受这种科学的局限性。尽管如此，医生们的光荣与梦想，正是通过自己的努力，让每一次手术室、移植舱的开门都能成为亲人欢聚的通道。

　　有些人会责问医生："为什么救不回来？""发病率那么低的并发

症为什么偏偏落在我们身上？""为什么你们查不出病因？""为什么你们束手无策？"

其实很多时候医学给不了我们明确的答案，可这一切的根源是什么？如果把我们把那些帮助我们治疗疾病的人看作疾病本身去仇视、去宣泄，除了"肿瘤君"、"疾病君"会开心，除了会造成医患矛盾突出、两败俱伤的死局，还会有什么？

现在，每一天清晨起来，不论晴雨，我都觉得是那么的美好——因为活着，因为健康，因为这样一群有缘人的相伴！即使被告知的是变故、是噩耗，心中虽有波澜，但却也愈发笃定。团队就是我们卸下一身疲倦后的归宿，和一群靠谱的人在一起，我们能在这里找到理由和力量，去支撑外面的风雨飘摇，去支撑内心一如既往的信念！

新学期开学之后，每天都过得特别充实，那些枯燥的医学理论课程已不再让我头疼，通过见习，让我觉得现在的学习特别有意义，我知道接下来的路要怎么走，前进的脚步因而迈得更加坚定！旭尧开始认真地实习，但每天晚上回来参加科研活动，立志成为大发明家，说要让中国制造赶超国际——当然，还要有我们名利双收的前途和钱途。

我们团队不断壮大，在各种比赛中所向披靡；我们的共赢理论和成果也获得越来越多的关注和支持；更重要的是，科研课题取得了重大突破，麦师姐和张老师的成果获邀到国际会议去做多次英文报告，专利转化后，我们的公益团队将实现自我造血。

"医者艺也，医者仁也"，将医术探究到极致使之成为一门艺术，将医学发挥到极致使之惠及众生，这是我们穷其一生努力追求的。医患双方本是目标共同体，对你，我给予毫无保留的关心与帮助；而对我，你给予最大的尊重与信任；而我们，还可以成为关键的第三方，在阳光风雨下不忘初心，野蛮生长！

关键词索引

关键词	周次	天数	日期
1-2-3（血缘服务队初衷）	第 1 周	第 4 天	1 月 12 日
A			
《癌症传》	第 3 周	第 15 天	1 月 23 日
艾滋病	第 1 周	第 2 天	1 月 10 日
	第 2 周	第 8 天	1 月 16 日
	第 3 周	第 18 天	1 月 26 日
	第 10 周	第 64 天	3 月 13 日
B			
白舒菲 / 白消安	第 7 周	第 45 天	2 月 22 日
白血病初发	第 1 周	第 1 天	1 月 9 日
百城同步献血	第 11 周	第 76 天	3 月 25 日
败血症	第 1 周	第 7 天	1 月 15 日
半相合移植	第 1 周	第 7 天	1 月 15 日
病友安全	第 3 周	第 20 天	1 月 28 日
病灶部位	第 1 周	第 5 天	1 月 13 日
部分缓解	第 4 周	第 25 天	2 月 2 日
C			
CAR-T 细胞治疗	第 6 周	第 38 天	2 月 15 日
采集骨髓	第 2 周	第 8 天	1 月 16 日
查房	第 1 周	第 1 天	1 月 9 日
筹备集训	第 2 周	第 11 天	1 月 19 日
出血部位	第 1 周	第 5 天	1 月 13 日
出血性膀胱炎	第 5 周	第 33 天	2 月 10 日
出移植舱	第 7 周	第 46 天	2 月 23 日
出院	第 9 周	第 63 天	3 月 12 日
创新公益	第 3 周	第 19 天	1 月 27 日
D			
达沙替尼	第 6 周	第 38 天	2 月 15 日

关键词	周次	天数	日期
地中海贫血治疗	第 2 周	第 12 天	1 月 20 日
癫痫（并发症）	第 7 周	第 45 天	2 月 22 日
F			
发育	第 4 周	第 28 天	2 月 5 日
放疗	第 1 周	第 3 天	1 月 11 日
非典（SARS）	第 11 周	第 72 天	3 月 21 日
非清髓移植	第 2 周	第 10 天	1 月 18 日
	第 7 周	第 45 天	2 月 22 日
复发	第 6 周	第 38 天	2 月 15 日
	第 11 周	第 75 天	3 月 24 日
G			
GVHD（移植物抗宿主）	第 1 周	第 2 天	1 月 10 日
	第 1 周	第 6 天	1 月 14 日
	第 2 周	第 11 天	1 月 19 日
	第 7 周	第 47 天	2 月 24 日
	第 7 周	第 48 天	2 月 25 日
	第 8 周	第 50 天	2 月 27 日
肝功能损害	第 7 周	第 47 天	2 月 24 日
肝静脉闭塞综合征 /VOD	第 1 周	第 4 天	1 月 12 日
	第 7 周	第 47 天	2 月 24 日
感染	第 1 周	第 7 天	1 月 15 日
肛周感染	第 5 周	第 34 天	2 月 11 日
更昔洛韦	第 11 周	第 72 天	3 月 21 日
公益之路	第 11 周	第 76 天	3 月 25 日
共赢	第 9 周	第 58 天	3 月 7 日
骨髓库（中华骨髓库）	第 2 周	第 11 天	1 月 19 日
	第 3 周	第 16 天	1 月 24 日
	第 4 周	第 25 天	2 月 2 日
	第 5 周	第 35 天	2 月 12 日
	第 8 周	第 53 天	3 月 2 日
	第 10 周	第 66 天	3 月 15 日
	第 12 周	第 80 天	3 月 29 日

关键词	周次	天数	日期
骨髓库（台湾慈济）	第 2 周	第 11 天	1 月 19 日
	第 3 周	第 16 天	1 月 24 日
骨髓 / 造血干细胞移植	前言		
	第 1 周	第 1 天	1 月 9 日
	第 1 周	第 2 天	1 月 10 日
	第 2 周	第 9 天	1 月 17 日
	第 2 周	第 11 天	1 月 19 日
	第 2 周	第 12 天	1 月 20 日
	第 3 周	第 18 天	1 月 26 日
	第 6 周	第 40 天	2 月 17 日
	第 7 周	第 45 天	2 月 22 日
	第 7 周	第 46 天	2 月 23 日
	第 9 周	第 58 天	3 月 7 日
	第 10 周	第 64 天	3 月 13 日
	第 11 周	第 75 天	3 月 24 日
滚蛋吧！肿瘤君	第 1 周	第 6 天	1 月 14 日
	第 6 周	第 40 天	2 月 17 日
国际献血日	第 11 周	第 76 天	3 月 25 日
H			
红药水 / 柔红霉素	第 1 周	第 3 天	1 月 11 日
	第 4 周	第 25 天	2 月 2 日
互助血小板	第 1 周	第 3 天	1 月 11 日
	第 2 周	第 8 天	1 月 16 日
化疗	第 1 周	第 3 天	1 月 11 日
怀孕（移植后）	第 11 周	第 75 天	3 月 24 日
回归社会	第 9 周	第 58 天	3 月 7 日
悔捐	第 3 周	第 16 天	1 月 24 日
	第 10 周	第 66 天	3 月 15 日
I			
ISQua	第 3 周	第 16 天	1 月 24 日
	第 10 周	第 70 天	3 月 19 日

关键词	周次	天数	日期
J			
急性阑尾炎（并发症）	第 8 周	第 54 天	3 月 3 日
集训	第 2 周	第 11 天	1 月 19 日
	第 3 周	第 16 天	1 月 24 日
	第 3 周	第 17 天	1 月 25 日
	第 3 周	第 18 天	1 月 26 日
纪念会（书稿）	第 12 周	第 81 天	3 月 30 日
减低预处理剂量	第 2 周	第 10 天	1 月 18 日
结婚（移植后）	第 11 周	第 75 天	3 月 24 日
进展（移植领域）	第 6 周	第 40 天	2 月 17 日
捐献造血干细胞	第 1 周	第 6 天	1 月 14 日
	第 1 周	第 7 天	1 月 15 日
	第 2 周	第 12 天	1 月 20 日
	第 3 周	第 16 天	1 月 24 日
	第 5 周	第 35 天	2 月 12 日
	第 10 周	第 66 天	3 月 15 日
	第 12 周	第 80 天	3 月 29 日
捐献角膜	第 11 周	第 72 天	3 月 21 日
K			
科研是什么	第 10 周	第 68 天	3 月 17 日
课堂（病友入课堂）	第 9 周	第 58 天	3 月 7 日
口腔溃疡（并发症）	第 5 周	第 32 天	2 月 09 日
L			
蓝精灵（米托蒽醌）	第 4 周	第 25 天	2 月 2 日
蓝色生死恋	第 1 周	第 1 天	1 月 9 日
琅琊榜	第 9 周	第 58 天	3 月 7 日
朗读者	第 11 周	第 76 天	3 月 25 日
膦甲酸钠	第 11 周	第 72 天	3 月 21 日
颅内出血	第 1 周	第 4 天	1 月 12 日
	第 1 周	第 5 天	1 月 13 日
M			
米托蒽醌（蓝精灵）	第 4 周	第 25 天	2 月 2 日

关键词	周次	天数	日期
梅长苏	第 9 周	第 58 天	3 月 7 日
募捐	第 6 周	第 42 天	2 月 19 日
募心	第 6 周	第 19 天	1 月 27 日
	第 6 周	第 42 天	2 月 19 日
免疫治疗	第 1 周	第 3 天	1 月 11 日
	第 2 周	第 10 天	1 月 18 日
免疫抑制剂	第 5 周	第 32 天	2 月 9 日
	第 9 周	第 63 天	3 月 12 日
N			
黏膜出血	第 1 周	第 5 天	1 月 13 日
尼洛替尼	第 6 周	第 38 天	2 月 15 日
P			
PDCA	第 3 周	第 17 天	1 月 25 日
Ph 阳性急淋白血病	第 1 周	第 1 天	1 月 9 日
	第 6 周	第 38 天	2 月 15 日
PHS 三方共赢	第 1 周	第 4 天	1 月 12 日
	第 2 周	第 11 天	1 月 19 日
	第 3 周	第 19 天	1 月 27 日
排斥	第 7 周	第 48 天	2 月 25 日
配型	第 1 周	第 2 天	1 月 10 日
皮肤出血	第 1 周	第 5 天	1 月 13 日
品管圈（医管圈）	第 10 周	第 70 天	3 月 19 日
Q			
七步洗手法	第 8 周	第 50 天	2 月 27 日
器官捐献	第 11 周	第 72 天	3 月 21 日
	第 12 周	第 81 天	3 月 30 日
青年文明号	第 8 周	第 50 天	2 月 27 日
情人节	第 6 周	第 37 天	2 月 14 日
全身放疗 / TBI	第 1 周	第 3 天	1 月 11 日
R			
柔红霉素 / 红药水	第 1 周	第 3 天	1 月 11 日
	第 4 周	第 25 天	2 月 2 日

关键词	周次	天数	日期
S			
伤医事件	第 2 周	第 13 天	1 月 21 日
	第 9 周	第 58 天	3 月 7 日
深静脉导管感染	第 8 周	第 51 天	2 月 28 日
生育	第 4 周	第 28 天	2 月 5 日
	第 11 周	第 76 天	3 月 25 日
双供者计划	第 3 周	第 16 天	1 月 24 日
顺德游记	第 2 周	第 13 天	1 月 21 日
锁骨下静脉插管	第 1 周	第 2 天	1 月 10 日
V			
VOD/ 肝静脉闭塞病	第 1 周	第 4 天	1 月 12 日
	第 7 周	第 47 天	2 月 24 日
W			
外周血干细胞采集	第 1 周	第 7 天	1 月 15 日
完全缓解（CR）	第 1 周	第 2 天	1 月 10 日
	第 4 周	第 25 天	2 月 2 日
未缓解（NR）	第 4 周	第 25 天	2 月 2 日
	第 6 周	第 36 天	2 月 13 日
	第 6 周	第 38 天	2 月 15 日
无偿捐献血小板	第 2 周	第 8 天	1 月 16 日
无关供者	第 2 周	第 11 天	1 月 19 日
舞台剧	第 3 周	第 17 天	1 月 25 日
	第 6 周	第 39 天	2 月 16 日
X			
系统管理工程	第 9 周	第 63 天	3 月 12 日
献血宣传	第 6 周	第 39 天	2 月 16 日
心理调节	第 1 周	第 2 天	1 月 10 日
	第 4 周	第 25 天	2 月 2 日
	第 6 周	第 38 天	2 月 15 日
	第 8 周	第 52 天	3 月 1 日
熊猫血（稀有血型）	第 6 周	第 41 天	2 月 18 日

关键词	周次	天数	日期
血小板	第 1 周	第 1 天	1 月 9 日
	第 1 周	第 2 天	1 月 10 日
	第 1 周	第 3 天	1 月 11 日
	第 1 周	第 4 天	1 月 12 日
	第 1 周	第 5 天	1 月 13 日
	第 1 周	第 6 天	1 月 14 日
	第 2 周	第 8 天	1 月 16 日
	第 6 周	第 39 天	2 月 16 日
	第 10 周	第 67 天	3 月 16 日
Y			
腰椎穿刺	第 1 周	第 1 天	1 月 9 日
一带一路	第 9 周	第 58 天	3 月 7 日
医疗品质管理	第 10 周	第 70 天	3 月 19 日
医疗品质	第 3 周	第 20 天	1 月 28 日
医疗是什么	第 1 周	第 1 天	1 月 9 日
	第 10 周	第 68 天	3 月 17 日
医学之路	第 2 周	第 13 天	1 月 21 日
移植前谈话	第 1 周	第 2 天	1 月 10 日
	第 1 周	第 7 天	1 月 15 日
	第 4 周	第 28 天	2 月 5 日
	第 6 周	第 38 天	2 月 15 日
移植物抗宿主（GVHD）	第 1 周	第 2 天	1 月 10 日
	第 1 周	第 6 天	1 月 14 日
	第 2 周	第 11 天	1 月 19 日
	第 2 周	第 12 天	1 月 20 日
	第 4 周	第 28 天	2 月 5 日
	第 7 周	第 47 天	2 月 24 日
	第 7 周	第 48 天	2 月 25 日
	第 8 周	第 50 天	2 月 27 日
移植后的工作	第 11 周	第 75 天	3 月 24 日
遗传	第 2 周	第 10 天	1 月 18 日

关键词	周次	天数	日期
遗传病	第 3 周	第 18 天	1 月 26 日
以人为本	第 9 周	第 58 天	3 月 7 日
医患关系	第 9 周	第 58 天	3 月 7 日
饮食（移植期间）	第 4 周	第 28 天	2 月 5 日
	第 5 周	第 32 天	2 月 9 日
	第 5 周	第 34 天	2 月 11 日
	第 8 周	第 50 天	2 月 27 日
饮食（捐献者）	第 2 周	第 8 天	1 月 16 日
	第 2 周	第 9 天	1 月 17 日
	第 12 周	第 80 天	3 月 29 日
预处理	第 1 周	第 2 天	1 月 10 日
	第 1 周	第 6 天	1 月 14 日
	第 1 周	第 7 天	1 月 15 日
	第 4 周	第 28 天	2 月 5 日
	第 5 周	第 32 天	2 月 9 日
	第 5 周	第 33 天	2 月 10 日
	第 5 周	第 34 天	2 月 11 日
	第 6 周	第 38 天	2 月 15 日
	第 7 周	第 45 天	2 月 22 日
	第 7 周	第 47 天	2 月 24 日
	第 10 周	第 68 天	3 月 17 日
月经	第 7 周	第 44 天	2 月 21 日
Z			
造血干细胞		前言	
	第 1 周	第 6 天	1 月 14 日
	第 1 周	第 7 天	1 月 15 日
	第 2 周	第 8 天	1 月 16 日
	第 2 周	第 9 天	1 月 17 日
	第 8 周	第 53 天	3 月 2 日
	第 10 周	第 68 天	3 月 17 日

关键词	周次	天数	日期
造血干细胞动员	第 1 周	第 6 天	1 月 14 日
造血干细胞移植 / 骨髓移植	前言		
	第 1 周	第 1 天	1 月 9 日
	第 1 周	第 6 天	1 月 14 日
	第 2 周	第 9 天	1 月 17 日
	第 2 周	第 11 天	1 月 19 日
	第 2 周	第 12 天	1 月 20 日
	第 3 周	第 18 天	1 月 26 日
	第 6 周	第 40 天	2 月 17 日
	第 7 周	第 45 天	2 月 22 日
	第 7 周	第 46 天	2 月 23 日
	第 9 周	第 63 天	3 月 12 日
	第 10 周	第 64 天	3 月 13 日
	第 11 周	第 75 天	3 月 24 日
造血重建	第 1 周	第 6 天	1 月 14 日
	第 2 周	第 9 天	1 月 17 日
	第 7 周	第 46 天	2 月 23 日
	第 7 周	第 48 天	2 月 25 日
	第 10 周	第 64 天	3 月 13 日
植入（造血植入）	第 2 周	第 9 天	1 月 17 日
	第 4 周	第 27 天	2 月 4 日
	第 5 周	第 32 天	2 月 9 日
植入不良	第 1 周	第 2 天	1 月 10 日
	第 4 周	第 27 天	2 月 4 日
	第 8 周	第 51 天	2 月 28 日
	第 10 周	第 67 天	3 月 16 日
中医	第 8 周	第 54 天	3 月 3 日
	第 11 周	第 75 天	3 月 24 日
转让血小板	第 1 周	第 3 天	1 月 11 日

为了更好地服务病友，我们设计了问卷，请您填写宝贵意见，为修改本书及书写续集提供参考，我们将给您提供的宝贵意见提供抽大奖的机会，请您扫描下方二维码。

问卷调查二维码　　　　关注"南方血缘 BBCn"微信公众平台

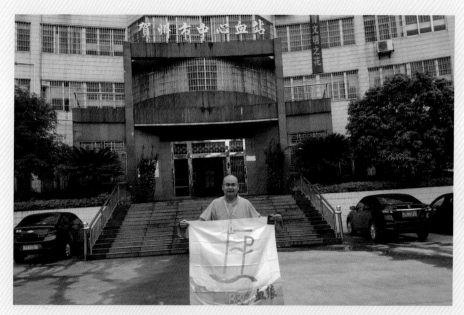

释德超法师 2015 年参加团队后，坚持捐献血小板达上百份，并积极鼓励更多的人捐献

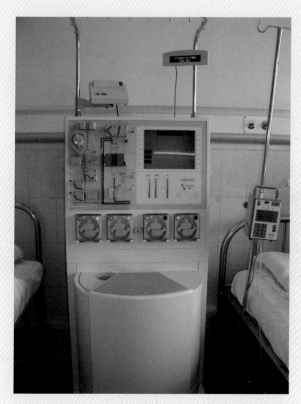

血细胞分离机

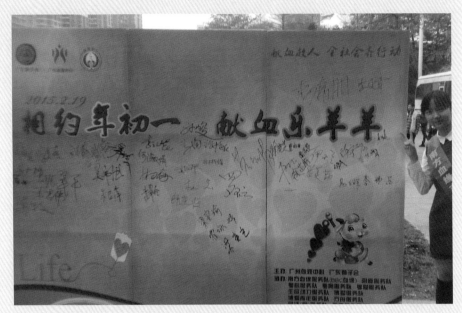

南方血缘志愿服务队主席参与春节献血宣传

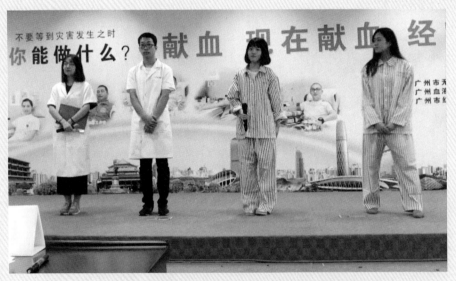

南方血缘志愿服务队珠江医院分队参与百城献血表演舞台剧

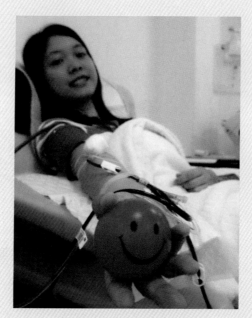

南方血缘志愿服务队志愿者捐献血小板

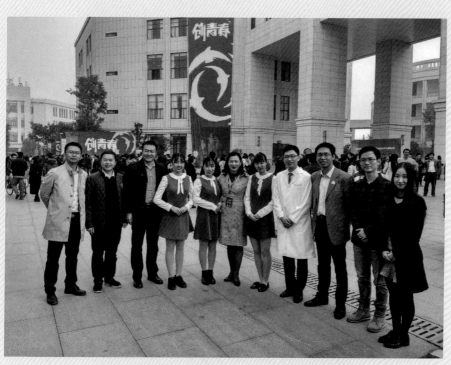

团队参加挑战杯国赛时，学校领导、团省委与"小挑"全体参赛成员合影